老年人
精神生活
健康指南（第三版）

徐荣周　曹秋芬

编著

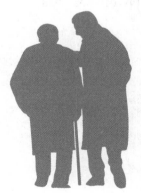

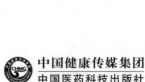

中国健康传媒集团
中国医药科技出版社

内 容 提 要

中国老年人口数量日渐增加，老年人如何健康安度老年时光是全社会都关心的话题。老年人的精神文化需求虽然存在城乡、年龄、健康水平、生活方式、受教育程度等差异，但整体上追求高质量精神文化生活的意愿十分强烈。本书从心理保健、心理咨询、心理养生、家庭生活等方面，关注老年人的心理健康，结合生活实际情境，帮助老年人疏解心理问题、舒畅心情，缓解老年人的失落感、孤独感、忧郁感，增添生活情趣，提高生活质量，促进老年人的精神心理健康，以积极、充满正能量的心态度过每一天，享受美好生活。

图书在版编目（CIP）数据

老年人精神生活健康指南 / 徐荣周，曹秋芬编著 . —3 版 . —北京：中国医药科技出版社，2020.6

ISBN 978-7-5214-1763-0

Ⅰ .①老… Ⅱ .①徐… ②曹… Ⅲ .①老年人 – 心理保健 – 指南 Ⅳ .① R161.7-62

中国版本图书馆 CIP 数据核字（2020）第 062843 号

美术编辑　陈君杞

版式设计　锋尚设计

出版　**中国健康传媒集团 | 中国医药科技出版社**

地址　北京市海淀区文慧园北路甲 22 号

邮编　100082

电话　发行：010-62227427　邮购：010-62236938

网址　www.cmstp.com

规格　710×1000mm　$^{1}/_{16}$

印张　13

字数　174 千字

初版　2008 年 4 月第 1 版

版次　2020 年 6 月第 3 版

印次　2023 年 11 月第 3 次印刷

印刷　三河市百盛印装有限公司

经销　全国各地新华书店

书号　ISBN 978-7-5214-1763-0

定价　35.00 元

获取新书信息、投稿、为图书纠错，请扫码联系我们。

人口老龄化是目前许多国家不可回避的现实问题。我国人口老龄化发展速度快，老年人口规模大。据国家统计局的数据，2018年，我国65岁及以上老年人口占比为11.93%。据联合国《世界人口展望（2019年版）》中方案预测，2025年这一占比将达14%，而到2050年这一占比将接近30%。

随着我国社会经济的飞速发展，老年人的物质生活更有保障了，其后顾之忧逐步减少。越来越多的老年人不再满足于"吃饱穿暖"的生活，开始追求更高层次的精神文化生活和自我实现。但现实是，人们对老年人的精神生活关注程度相对不足。很多情况下，由于种种因素制约，老年人在家庭和社交方面的精神需求得不到及时的回应。

空巢老人越来越多。许多子女外出工作生活，子女陪伴的缺失，加之很多子女因工作繁忙等原因对老年人的关心不够，导致老年人出现精神空虚，内心孤独失落；也有一些老年人因社交空间有限，产生自我封闭甚至抑郁等不良心理问题。中国老龄科研中心抽样调查显示，全国老年人中有36.6%的人感到孤独，其中43.9%的农村老人感到孤独，超过65.8%的单身老人感到孤独。

老年人精神生活健康需要全社会共同来守护。如何满足老年人的精神需求，如何化解老年人的孤独感，如何让老年人精神生活丰富多彩，让老人们心情更加愉悦，让老年人"老有所乐"，这是全社会都关注的问题。编者梳理了老年人精神生活中面临的种种问题，精心编写的《老年人精神生活健康指南》于2008年4月出版发行。此书面世以后深受广大读者青睐，自出版以来先后重印11次。2014年4月《老年人精神生活健康指南》第二版发行，依然广受读者欢迎，先后6次重印。此书不仅成为了广大社区老年人生活中的良师益友，而且对引导老年人培养兴趣爱好，及时疏解不良心理，保持身心健康，积极生活十分有益。特别难能可贵的是，它还成了许多年轻人关爱长辈心理健康、与长辈加强亲情沟通的好礼物和好帮手。

"老吾老以及人之老"，营造"尊老、敬老、孝老"的良好社会氛围，是全社会的责任。为进一步满足广大读者的需求，我们在第二版的基础上，对内容进行了调整和提炼：重新梳理了内容结构、顺序，删除了原书中一些与精神生活关系不大的内容，保留了更加贴合时代特色的和更具实用性的内容，对标题、内容篇幅和语言风格进行了润色、规范和统一，力求更加贴近现代老年人的精神生活需求，给老年人精神慰藉，让老年人感受到社会的温暖。本书从心理保健、心理咨询、心理养生、家庭生活四个方面，对老年人精神生活健康进行全方位指导，以帮助老年人增长知识，增添生活情趣，提高精神生活质量，保持身心健康，引导老年人以平常心安度晚年。

全书内容丰富，重点突出，分篇清晰，适合离退休的老年人、退居二线的老同志、老干部办公室（活动室）的工作人员和全国社区干部学习参考，也可供晚辈、子女作为礼物赠送长辈、父母。

编者

2020年2月

据南开大学老龄发展研究中心主任原新介绍，2010年，我国60岁以上老人总数为1.78亿，占总人口的13.26%。又据我国老龄工作委员会办公室2011年的最新统计，截至2011年末，中国60岁及以上老年人口已达1.8499亿，占总人口的比重达13.7%。按照2010年全国第六次人口普查数据来估算，中国将成为世界上老龄化速度最快的国家。

与此同时，家庭的规模越来越小。1982年，中国每个家庭平均4.43人，而现在每家只有3.1人。独生子女为2亿人，家庭结构显现出典型的"421结构"即4位老人、2位中年人和1个孩子。孩子长大以后外出求学、就业，父母成为空巢老人。

这些留守空巢的老年人，在当今社会里生活得还是很幸福的。调查显示，他们在住房、居住方面，城镇老年人拥有自己产权住房的为75.7%，农村老年人拥有自己产权住房的为71.2%。在养老保险、医疗保障方面，城镇享受各类医疗保障的有96.3%，农村享受各类医疗保障的有98.3%，其中符合新农合参保条件的老年人参保率为99.9%。老年人唯独缺乏精神生活赡养。我们有责任想方设法去引导他们开展多读书、多看报、多看电视和少打麻将的"三多一少"活动，在社会上形成一种良好风气。我们有义务尽职尽责去教育他们的子孙后代培养讲文明、讲风格、讲奉献和爱祖国、爱人民、爱劳动的"三讲三爱"的思想品德，让晚辈始终如一地尊老爱幼，在社会上树立一种良好的道德风尚。

为推进老年人健康地生活，共享社会发展成果，我同夫人编写了《老年人精神生活健康指南》，此书于2008年4月出版发行，面世以后深受广大读者青睐，自出版以来先后重印11次。为满足广大读者的需求，此次我们在原来的基础上调整了一部分内容，使之更符合现代老年人的精神生活需求，并调整了版式和开本，更符合老年人的阅读习惯。

　　为服务社会和全国亿万老年人，让大家共同汲取精神食粮，进一步丰富自己的精神生活，在当今欣欣向荣、五彩缤纷、繁花似锦、平安和谐的社会环境里让我们的老年人都争取长寿，共度愉悦的、欢快的、正常的晚年生活、颐养天年。

编者

2013年春节

据资料显示，目前我国60岁以上老人已逾1.49亿，且每年以3.2%的速度增长。可见，今后的老年人会越来越多。面对这一庞大的老年人群体，如何让他们生活得愉悦，所有的社会工作者和文化工作者有责任、有义务对他们进行生活指导，为其精神生活提供优良服务。本着这一指导思想，我退休后一直在关注此项工作，较长时间内都在研究这一问题，决心编写一本《老年人精神生活健康指南》，奉献给广大老年朋友。

老年人是国家、社会的宝贵财富。他们为党、为国家、为家庭奉献了毕生精力。为了使老年人更为幸福、愉快地度过晚年，在晚年生活中老有所学、老有所为、老有所医、老有所养、老有所乐，我参考一些书、刊、报上已发表的文章，择其老年人是否心情舒畅、有无人生追求，老年期是否有失落感、孤独感、忧郁感、自卑感等情绪的内容，按心理咨询、心理保健、心理养生、退休赋闲、家庭生活五个方面汇集编成此书，以供所有的老年人有的放矢地细读精研，使其从精神生活方面汲取养生的经验，提高认识，正确处理方方面面的不适心态，不断增添老年人的生活情趣，增长知识，延年益寿，提高生活质量，充分引导老年人以平常的心态度过自己的晚年，永葆身心健康。而对于老年人从物质生活方面增进养生的衣、食、住、行，健体、美容、护肤、药疗保健等诸方面的内容专著出版较多，本书则基本不予涉及，这是本书与其他可供老年人阅读的众多书籍不同之处，愿本书能成为广大老年朋友的良师益友。本书内容丰富，突出重点，分篇清晰，可供已离退休的老年人、退居二线的老同志、老干部办公室（活动室）的工作人员和全国社区干部学习参考，也可供晚辈、子女作为礼物赠送其长辈、父母。

作者在编写本书时，除署名者外，其他主要引用了书中所列参考文献中的资料，望原作者见书后予以谅解。

在编辑过程中，由于搜集资料困难，加之本人认识水平有限，难免有不当之处，欢迎读者多多提供建议，以便再版时补充完善。

编者

2007年元旦

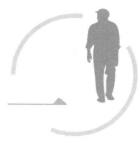

心理保健

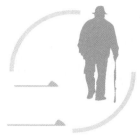

心理咨询

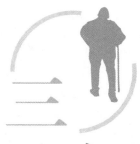

三

心理养生

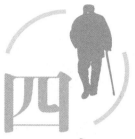

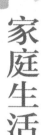

四

家庭生活

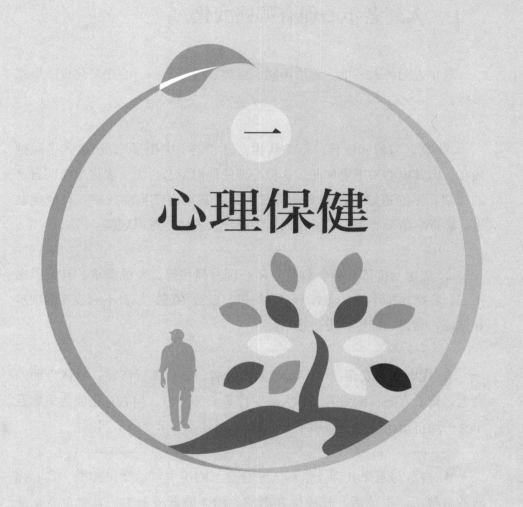

心理保健

1 人到老年心理有哪些变化

老年人因各人环境、地位不同，思想、性格不一，心理变化也就形式多样：

① 衰老与留恋做伴。总是认为自己"老不中用了"，已进入了风烛残年，但其内心又不愿如此。这种心理使他们留恋过去，表现为唠叨自己的成绩，不断追忆自己往昔的峥嵘岁月，甚至会产生濒死感，易产生幼稚、嫉妒、猜疑心理，容易让人认为老年人古怪，难以理解。

② 焦虑与抑郁相伴。具有自卑心理及孤独感，疑虑重重，甚至焦虑不安，心情压抑不满。遇有不如意的事，就会消沉，如得不到他人的理解和体谅，焦虑、抑郁就更会加重。

③ 忧虑和不安萦绕。子女与老人分居，感到无所依靠；身体方面的衰老，疑心有病；面对养老、大病医疗等大额支出，担心自己成为家庭及子女的经济负担，内心充满不安全感。

④ 自尊与自卑共存。老年人辈分高，阅历丰富，知识渊博，具有强烈的自尊心。退休后，权威性和影响力随之降低或消失，自卑也就从此开始。

⑤ 空虚与孤独共生。离退休后社交活动减少，故友亲朋相继去世，老少分居，易使老人精神上感到空虚、孤独、寂寞。

② 老年人心理健康的标准

老年人心理健康的标准：

① 有自知之明。能客观、正确地认识自己，对自己有适当的评价，并能自觉地用理智控制自己。

---

② 感觉、知觉尚好。人认识事物都是从感觉、知觉开始的。老年人的视、听、嗅、触觉均正常。

---

③ 记忆良好。对老年人不能苛求什么都记住，但应能记住重要的事情，不需他人经常提醒。

---

④ 思维健全、敏捷。思维能力和表达能力比较强，说话不颠三倒四，分析、解答问题清楚明了。

---

⑤ 人际关系和谐。待人宽，多看别人的长处；对己严，多看自己的短处。在处理各种人际关系中，乐于帮助别人，尊重别人。

---

⑥ 有比较丰富的想象力。善于用想象为自己设计一个愉快而有意义的奋斗目标，并激励自己为之奋斗。

---

⑦ 情感反应适度。情感反应有分寸，不轻易冲动，不常常忧郁。能常乐，能制怒，经得起欢乐或悲痛的考验。

⑧ 学习能力始终不衰。能坚持学习，培养或掌握多项正当的兴趣爱好，并经常为之而忙碌。

------

⑨ 办事有计划安排，条理性比较强。

------

⑩ 追求人生之美，喜欢整洁干净，服装穿着美观、大方、年轻化。

〔3〕 老年人怎样保持心理健康

要保持老年人的心理健康，应做到：

1 注意保健，积极防治疾病。

躯体疾病对心理健康的影响很大。老人的慢性疾病随着年龄的递增有增多的趋势，应正视这个生理变化，采取积极的态度和防治措施。一旦检查确已患病，亦应以正确的态度对待疾病，配合医生，积极治疗。

2 乐天知命，知足常乐。

在生活上采取乐观的态度，保持愉快的心情和心态。对任何客观事物的发展，思想上要有足够的认识、理解，按客观实际的可能，去办一切事情。不要以住房、子女就业或升学等问题得不到解决而生气、激动，这将给老人身心健康带来难以弥补的损失。

3 生命不息，运动不止。

老年人应积极参加体育锻炼和社会活动，促进机体的新陈代谢，延缓衰老，改善情绪状态，这样有利于心理健康，促进健康长寿。

4 老年人心理健康与长寿

老年人健康长寿，必须注意调节自己的情绪，保持健康的心理。

① 要有乐观主义精神，常葆青春活力，积极参加力所能及的社会活动。通过这些活动，克服老人的老朽感、孤独感和无价值感。

② 坚持有规律的生活。离退休后，应该多参加一些体育活动，做一些力所能及的体力劳动和家务劳动，并根据自己的兴趣爱好，听听音乐、看看戏剧、习书作画、种花养鱼等，以增添生活乐趣。

③ 创造一个良好的环境。和睦的家庭，友好的邻里关系，是健康长寿所不可缺少的因素。要使老人感受到家庭和社会的温暖。

④ 正确对待疾病。这是老人心理卫生的一个重要方面，乐观主义和坚强的意志，是战胜病魔最宝贵的心理要素。

5 老年长寿者的心理特征

老年长寿者的心理特征是：

① 热爱生活，善于生活。对生活充满信心和向往，热爱工作与劳动，并从劳动中得到欢乐和欣慰。

② 心胸开阔，乐观豁达。长寿者不易动怒，胸襟开阔，为人处事热情，善于助人，做事轻松爽快，谈笑诙谐风趣。

③ 和善贤惠，知足而乐。和善、娴静、知足而乐的性格，能使体质"内在环境"长期处于平衡、有规律的状态，从而达到长寿。

④ 雅趣益然，善于思索。琴棋书画，能够陶冶人的情操；有所追求，能使人动脑思索。培养一些雅趣，养成善于思考问题的习惯。

⑤ 情绪稳定，适应能力强，经得起各种刺激，并能正确对待。

6 老来防伤感

伤感，是老年人普遍都有的情绪。老年人爱怀旧，过多沉湎于往事，因好时光的逝去而遗憾、失落，心情抑郁。老来失伴，挚友作古，也会使老年人悲伤。长时间伤感会对老人身心健康带来损伤。

老来防伤感，可以从以下几方面着手。

| 首先 | 要善于寻找乐趣，不要自寻烦恼。生活中的乐趣很多，有条件的话，培养一些健康有益的兴趣、爱好，如养鸟、钓鱼、种花、下棋、品茶、看书等等，适当参加一些社会活动，力求保持心态年轻。 |

| 其次 | 要学会超脱。人生总有许多不如愿的事，对此应尽量看开，过去的无法挽回，社会自有它发展的必然趋势，眼光放远些，心情自然会开朗起来。 |

再次 ＞ 学会随和，遇事不强求，不生闷气，不钻牛角尖，豁达开朗。舒畅的心情既靠社会、家庭提供，也要靠老人自身调节。

总之，老年人遇事乐观，性格开朗，定会有一个健康幸福的晚年。

7 保持心理平衡的"金钥匙"

良好心理对健康的积极作用是任何药物不能替代的，不良心理对健康的危害不亚于任何病原体。因此，保持心理平衡对身体健康乃至延年益寿都至关重要。那么，如何保持心理平衡呢？其实"钥匙"就在自己手中。

对自己不要过分苛求

有的人把自己的抱负目标定得过高，根本无法实现，以致终日郁郁寡欢；有的人做事要求十全十美，往往因为区区小事而怨天尤人。若把目标和要求定在自己力所能及的范围内，不仅易于实现，而且心情也容易舒畅。

对他人的期望不可高

很多人把自己的希望寄托在他人身上，若对方达不到自己的要求，就大失所望。其实，要求别人完全迎合自己既不现实，又不合理，结果只能是自寻烦恼。

偶尔也可屈从让步	处事要从大处着眼，胸襟要开阔。只要大前提不受影响，在小事上不必过于固执己见，以减少不必要的烦恼。
学会疏导激愤情绪	人发怒时容易丧失理智，会把能办好的事情搞糟。因此，激动愤怒时要想到"制怒"，防止干出蠢事。这样就会使自己息怒，待冷静下来后再设法解决问题。
转换环境	遇到挫折时应暂时将烦恼放下，去做喜欢做的事，如钓鱼、听音乐、参加体育运动等。
找人倾吐烦恼	把抑郁和不快埋藏在心里，只会使自己烦闷沮丧。如果将内心的烦恼告诉自己的亲人、知心朋友等，心情就会舒畅起来。
为别人做些事	帮助别人不仅能使自己忘却烦恼，而且还可以认识自己存在的价值，更能获得珍贵友谊。
在一段时间内只做一件事	心理疾病主要是由患者急需处理的事情很多、精神压力太大引起的。因此，要尽力减轻自己的精神负担，不要同时做几件事情，以免弄得精疲力尽而效果又不好。

| 对人友好 | 在适当的时候表示自己的善意，多交朋友，少有敌对情绪，心境自然会平静安详。 |

| 适当娱乐 | 这是消除心理压力的最好方法，娱乐的方式和内容并不重要，最重要的是达到心情舒畅。 |

8 回忆过去　规划未来

有人曾说，对于未来，60岁者以年计算，70岁者以月计算，80岁以上者以天计算。这种计算方法虽不无道理，但确有悲观之嫌，很不值得渲染。

| 有生必有死 | 不管留给你的时间还有多少，不管你未来的空间还有多大，它都是一种希望与美丽。 |

罗素在讲到生死时曾指出，人到老年最危险的倾向是被往事过分吸引，整日对过去的岁月追悔莫及。

老年人不可能不回忆往事，但决不能沉湎于往事。往日的辉煌与荣耀以记住为好，往日的伤感与失意以忘记为好，回忆往事以能够获取快乐为好。无论对谁来说，重要的不在于过去如何，而在于如何把今后的路走得更好。下面提供几点建议供老年朋友参考。

忘记你的年龄	只要你能够感受到年轻，你就会感受到未来，这种感受保持得越久，你的未来空间就越大。
保持你的童心	宁可再做一次顽童，也不要时时处处把自己扮作一个老者。只要你童心不泯，生命力不减，你的未来就照样阳光灿烂。
对生活充满热情	你不妨把生活中的一切都当一种美丽。眼中的美丽多了，心中的快乐也就多了，随之而来，你的未来也会栩栩如生。
对自己充满信心	要坚信自己可以驾驭自己。你虽然无法驾驭自己的年龄，但可以驾驭自己的情绪。如果你既能创造快乐，又能赶跑烦恼，那你就会成为自己未来的主人。
不要惧怕死亡	不要经常想着死亡，也不要日日惧怕死亡，更不要在恐惧中等待死亡。对待死亡的最好办法，莫过于珍惜生命的每一天。

9 "服老"与"不服老"

人老了，身体也会随之衰老，这是自然规律。我们无法抗拒生命的规律，却有能力主宰自己的命运，让自己的晚年充实、快乐。要知道，老年也是人生美好的阶段，成熟、博识、自由、超脱。如果说，年轻时缺少的是经验、是学问，那么，人到了老年，这方面的本钱自会多起来。

研究人类寿命的科学家们最近发现，辉煌的成绩并非随年龄渐行渐远，人的创造力在老年时期也能达到高峰。一个健康成年人的大脑约有150亿个神经细胞；随着年龄的增长，尽管一些细胞会死去，但对健康人并没什么大影响。经常面临挑战的人，还会长出新的脑细胞。所以，老年人不必自惭形秽、妄自菲薄，应努力做到活到老、学到老、干到老，既服老，又不服老。不服老，因为年老是一种丰厚的智力资本，是可以大显身手的年头；又要服老，人老了，体弱了，不妨让年轻人去冲锋陷阵，自己从旁导之、翼之就可以了。

康德说过："老年时像青年时一样高高兴兴吧！青年，好比百灵鸟，有他的晨歌；老年，好比夜莺，应该有他的夜曲。"老年人若能处理好"服老"与"不服老"的关系，那么，自可深深体会到：夕阳红似火，未必逊晨曦。

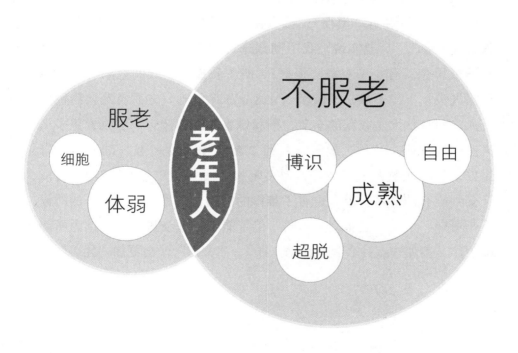

⌈10⌋ 黄昏壮美　享受老年

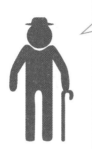

著名作家王蒙作品多，对人生感悟也多，我很是赞赏的是他的这一段睿语："'夕阳无限好，只是近黄昏。'这里没有伤恸，也没有无奈，不管古今人们对此做何解释，黄昏至少是一种壮美。你不欣赏或不去欣赏、不会欣赏，不等于那美不在，所以要享受老年。"

　　"黄昏壮美，享受老年"，这是多么好的启示啊！但可能有些人认识不同："黄昏"临近"黑夜"，哪有什么"壮美"；"老年"余日无多，还谈什么"享受"！老实说，我不同意这种"黄昏不壮美，老年无享受"的消极思想。有一副对联写得好："四季秋最美，人间老来香。"你看：秋高气爽，不冷不热，气候多么宜人；秋山红叶，老圃黄花，景色多么醉人；而且秋天是收获的季节，稻菽飘香，果满枝头，丰收景象多么喜人。因此说四季"秋"最美，人到"老年"，正是"秋"的季节。青年虽好，但不成熟；中年虽好，但多牵累；而到了"老年"，功业有成，又受到应有的尊重，个人也有了难得的安闲，正是"老来香"的时候，不是可以"享受"老年之乐了吗？倘若能够发挥余热，做一点力所能及的工作，参加一点社会公益活动，那么，"黄昏"就会更加"壮美"了。

〔11〕 凡事别太认真

某大学有位黄教授，今年91岁，眼睛好，牙齿坚，步履轻捷，头脑清晰。前不久，我请教他："你最重要的养生之道是什么？"他笑答："凡事别太认真。"

"凡事别太认真"，看似简单，其实它的内涵极广，既修身，又养性，确是黄老长寿的宝贵经验：心理健康尤为重要。

 别太认真，就是把功名看得很淡

"认真"的人往往把功名看得高于一切。有一位老干部，退下来后，有些特权自然随之消失，没有小车了，没有人上门请示了，满腹的牢骚出来了：人一走，茶就凉！心理上难以平衡，为此，他常跑医院。问题就出在他太较真。

 别太认真，就是把利禄看得很轻，不患嫉妒病

有的人因为"太认真"，总爱和别人比，看见别人收入是自己的几倍甚至几十倍，心理发生倾斜：他的本事不如我，为何收入比我多？于是，怨苍天无眼、上帝不公。其实，世上许多事情都难以绝对平均：有人目不识丁，却家产百万；有人满腹经纶，却家徒四壁；有人只唱一只小曲，就红遍天下，财源滚滚；有人一生拼搏奋斗，却衣食难保。人生在世，能升官发财自然好，但不必刻意追求，凡事有得就有失，得到的越多，失去的也不会少。钱财、官衔均为身外之物，哪怕拥有再多，最终还是带不到"那边"去，看破了你就不会太认真，心胸豁达，何愁不长寿？

毛泽东有句修身名言："大事清楚，小事糊涂。"这句话极有哲理。其实，人生没有很多大事。有位青工问师傅：你家里谁说了算？师傅答：大事我说了算，小事你师母说了算。不过，我们结婚30多年，还没发生过大事。这虽是笑话，却阐明了一个道理：遇事不要太认真了，莫把"权"和"利"看得很重，不要计较个人得失，心境似水，随遇而安，保持身心健康。如此看来，那位师傅深得养生之真谛。若确有其人，他肯定是一位长寿之星。

⌈12⌋ 幸福在您手中

幸福是什么？

幸福是对自己生活状态的一种肯定，是一种个人主观意念，是一种精神层面的满足。简单说，幸福就是一种感觉，虽然这种感觉也被一些客观因素制约着，但是我们仍然可以自己营造出这种感觉，幸福实际上掌握在自己手中。

对老年人来说，幸福就在于自己的心态。从这个意义上说，每个老年人都有让自己生活得更幸福的能力。

纵观《中国医药报》2005年11月三期"关注老年人生活质量系列报道"，我们不难发现，老年人生活得是否幸福，跟他们的精神生活密切相关，而精神生活的质量完全可以由老年人自己把握。因此，老年人要转变观念，把丰富自己的精神生活作为生活的重要内容。

也许有的人患有疾病，也许有的人家庭贫寒，但只要保持乐观、积极的心态，同样可以感受到生活的美好和幸福。最重要的是，老年人要学会在一定客观条件下，最大限度地发挥自己的主观能动性，主动追求幸福，寻求丰富的精神生活。比如，有的老年人可能要帮儿女操持家务、带孩子，但他们可以在劳动的时候听听音乐，可以一边劳动一边唱歌，还可以跟孙辈们一起游戏……

同时，老年人也要学会独立和交流。老年人不能把自己的生活完全寄托在儿女身上，要树立"生活是自己的生活"的观念，活出自己的态度，培养自己的兴趣和爱好，做自己能力范围内喜欢的事情。老年人要保持自己的生活圈子，"独乐乐不如众乐乐"，老年人更需要群体生活。总之，老年人要相信自己还有能力做很多事情，并找到适合自己的事情努力积极地去做。

一个人精神充实就会满足，满足就会快乐，快乐就会幸福。因此，老年人首先要让自己的精神充实起来，不苛求、不埋怨，乐观轻松地面对生活，把幸福掌握在自己手中。

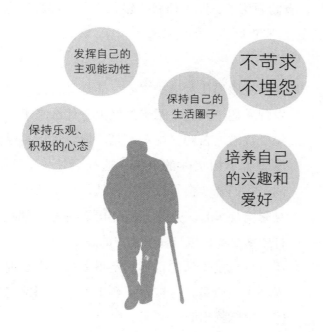

〔13〕知足才能常乐

人活在世上，若是总不知足，他就少有快乐。

我认识一位"穷欢乐"的人——张师傅。其爱人有残疾没工作，又有个上中学的孩子，一家大小指着他的微薄工资收入。工会讨论困难补助，参加的人都同情他，因为他生活太难了。就这个境况，这位张师傅却每天都挺乐呵，在家中边做饭还边唱呢。有人问他，为什么还有闲心唱、不犯愁？他说：光愁解决不了问题，说咱难，还有比咱更难的呢。比他们，咱强多了。

这位张师傅，穷且欢乐，就因他知足。再看我们周围，有的人家里收入不少，甚至是让人羡慕的"高收入"家庭，却不知足，心里不平衡，总是玩命挣、挣，有的累垮了，赔上药费，钱花空了，健康没有了，落得个"人财两空"，更乐不起来了。

知足常乐

> 就要克服攀比和嫉妒之心，能享受自己的生活，从中发现乐趣。人这一辈子到世上干什么来了，是为几十年受忧愁之苦吗？绝对不是。你要尽量多寻快乐，别尽想着不切实际的事情，这样会让你天天忧愁、烦闷。我们要学会寻找快乐，就是从生活中找乐，尤其是家境贫寒的，更得"穷欢乐"。一家人和睦温馨，精神生活充实，也是喜乐无比的。

> 还有一点是生活的目标别定得太高，满足现状，逐步提高生活质量，这样就不至于为达不到预定目标而苦闷，也能腾出时间来享受生活。

〔14〕养生要先养心

保持"心静如水"的心态，养生先养心，这是中医学的传统。《内经》上说："恬淡虚无，真气从之，精神内守，病安从来。"古籍《灵枢》中说："心者，五脏六腑之大主也，精神之所舍也。""主明则下安，以此养生则寿，殁世不殆。"这都说明人的精神健康是身体健康的重要因素。管仲说过："我心治，官（人体之器官）乃治，我心安，官乃安，治之者心也，安之者心也。"这里所说的"心"，就是指人的内心世界，即人的心灵。一个人的内心世界安宁，机体才能处于正常状态，才能有健康的体质。

首先	养心要保持心态的平和，做任何事情都要顺其自然，努力为之而不强为，淡泊名利不患得患失，得之莫喜，失之莫忧。
其次	要修身养性，加强道德修养，保持高尚情操，做到与人为善，乐于助人。
再次	要增强对外部环境的适应能力，学会驾驭和调控情绪，做到心与境的和谐，情绪乐观，笑口常开。

要树立健康的生活方式，从从容容地去学习、去工作、去生活，这样就能求得心理平衡，使自己身处瞬息万变、日新月异的大千世界，在为实现自己理想的征程中从容应对，活得轻松、潇洒，自然有益于身心健康。一个心理健康的人，才能青春永驻、益寿延年。

15 老来俏易健康

俗话说得好："人靠衣装，佛靠金装。"中老年人适宜的打扮，会使自己的心理上产生"我并不老"的感觉。中老年人的打扮主要是指衣着整洁、合理使用化妆品，再配上相适宜的发型。着装的颜色应以红、黄、蓝色和玫瑰色最佳。这是因为红色能使人情绪兴奋、亢扬、心理活动活跃，鼓舞斗志；黄色能使人兴高采烈、充满喜悦；蓝色使人心情开朗，镇定自如；玫瑰色使人的抑郁情绪重新振奋而高昂。如满头银发的老人穿上一件红色的运动衣就会显得十分精神；一件斜襟的旗袍能显出老年妇女东方女性的韵味；身材苗条的老者若穿上一套西装，再配上一条相宜的领带，会使自己潇洒、端庄、生气勃勃；肥胖的人则应穿长条花纹的款式。另外，中老年人由于皮脂和血管动脉功能日渐减退，故应经常使用一些营养性护肤用品。

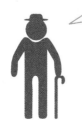

要想老来俏主要是要时刻保持一个好心情。好情绪是长寿的良方妙药，因为自感欣慰时，大脑会大量分泌一种有益的物质——内啡肽，这种物质能使人欣喜和镇静，有延缓衰老的功效。心理学家戴维说："老年人积极地投入生活远远超过好的食欲和锻炼活动。"

〔16〕 老年人怎样保持心理平衡

① 老年人在对待工作问题上，不能过于紧迫，否则易造成精神压力，导致心理不平衡；反之，也不能自暴自弃，无所事事，从而降低生理和心理功能，加速衰老。

----

② 老年人应正确对待疾病，人老了各个器官的生理功能逐渐衰退，往往体弱多病，这是正常现象。

----

③ 人老了消化功能减弱，常因情绪不佳而食欲不振，每当进食前后，应力求心情平静、愉快。

----

④ 家庭和家庭关系的变化对老年人的心理平衡至关重要，对待家庭问题，老年人要持乐观豁达的态度，子女也要尽量体谅老年人的心情。

----

⑤ 情趣爱好是生活中的调味剂，枯燥单调的生活，会给人带来消极和恶劣的心理状态，使人抑郁、孤独和忧愁。老年人需要培养各种情趣爱好，有了丰富的情趣，人才会感到快乐，从而保持心理上的平衡。

〔17〕 老年人怎样度过"心理更年期"

老年人怎样度过"心理更年期"呢？

① 要正确评估自己，正确认识自己的人生价值。离退休后，可以通

过当参谋、顾问等继续发挥余热。

②积极的自我治疗。离退休后，应跳出个人得失的小圈子，什么事都要想得通，也就不会有烦恼了。

③要多交几个朋友，最好交年轻朋友，师生型的忘年交，既牢固又不易受伤害，老年人的经验与知识对青年人很有用，这也可体现老人的自身价值。

④退休前，就应对退休后的心理与生活进行正确预估，做好切实可行的计划，使退休后天天有事可做，而不致"闲死"，不断地积极参与生活，是老年人长寿的秘方。

〔18〕保持乐观情绪更能长寿

有利于老年人延年益寿的心理应该是：

①乐观精神。人在情绪紧张、恐惧、愤怒时会出现脉搏增快、呼吸急促、血压及血糖升高、消化液分泌下降等症状，长时间的情绪变化，可使身体的免疫力下降，易受到外部病因的侵袭而引起疾病。乐观能长寿。老年人如有了正确的人生观，就能有坚定的意志，遇到困难不气馁，而且能把克服困难视为乐趣，使心理处于愉快状态。

②广泛的兴趣。老年人要长寿，除加强体育锻炼外，还要培养广泛的兴趣，如听广播、学绘画、练书法、养花、钓鱼等。兴趣广泛，有所爱好，精神有所寄托，生活内容也就充实了，这既保持了乐观情绪，又有利于老年人延年益寿。

19 夫妻关系和睦有益身心健康

在现实生活中，有不少白头偕老的老年夫妻，其感情之深，正如俗话所说"一日夫妻百日恩"。在这种和睦家庭中养育的子女，自然也陶冶出比较良好的性格和素养。老年夫妻在家庭生活中有威望，能真正享受天伦之乐，这有利于身心健康。但也有不少老年夫妻生活过得并不融洽，甚至闹到离婚的地步。无论什么原因，造成老年夫妻之间不和睦，都会影响双方的身心健康，而且还影响整个家庭成员的情绪。所以，老年夫妻的感情，需要珍惜和培养，应努力做到互敬、互爱、互信、互勉、互帮、互让、互谅、互慰。

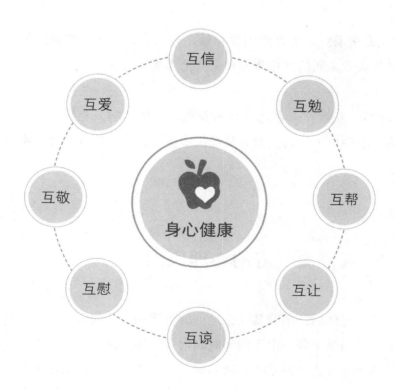

老年夫妇需要进行科学的心理调适。

① 夫妻间互相尊重：敬重对方的劳动、工作、爱好、兴趣，尊重对方的人格是最重要的。

② 互相爱慕：老年夫妇历经数十年风霜，饱尝人间酸甜苦辣，现在机体衰老，心力不济，更需要相亲相爱、相依为命。

③ 互让、互谅：老夫妻之间产生矛盾在所难免。双方要互相谦让，互相体谅，就能消除心理障碍，增进心理相容，深化感情。

④ 互相信任对方：老年夫妇的爱情虽然经历了漫长岁月的考验，但是仍然需要互相信任和坦诚。

⑤ 互相帮助：老夫妻俩朝夕相处，日久天长，能了解彼此的爱好和需要。老年夫妻之间的互相帮助，是其他人无法代替的。

⑥ 互慰、互勉：夫妻之间互相安慰、互相勉励，疏导、排解对方的心理障碍、心理压力，帮助对方从挫折中振奋起来，恢复心理平衡是极为重要的。

[20] 女性更长寿的心理原因

男性老人退休后，随着其社会地位的下降和经济收入的减少，其进取心与成就感就明显下降。由于闲暇时间增多，加之选择了一种消极、缺乏精神寄托的生活方式。便觉得无所事事，出现意志消沉，情绪低落，甚至悲观失望，而女性老人却不同，平时她们就一肩挑双担，既要为社会工作，又要为家庭服务，故生活总是显得紧张而积极，一旦退休回家，仍然需要料理家庭事务。这种持续性的家庭操劳，使她们始终保持着充沛的精力和强烈的责任感，能够较快地适应退休后的生活。由此可见，女性老人比男性老人长寿，心理因素是极为重要的原因。

[21] 消除因病厌世心理

这些情况均会引起老年人厌世轻生

● 有经济收入的老年人，担心自己久病不愈、日久天长会连累子女，影响他们的工作、学习和生活。

● 毫无经济收入的老年人，更怕久病不愈，医疗费用过重会遭受子女的遗弃或虐待。

● 身边无子女的老年人，则焦虑自己病中无人抚慰与悉心护理。

● 少数老年人由于子女不尊不孝、不理不睬、不予过问，内心感到十分愤懑。

老人配偶及其子女，应针对久病老人的上述各种不同想法，尽力给予安慰，以温柔、体贴、关心的言行，去细致、耐心地消除他们因病厌世的心理。

[22] 笑口常开益处多

笑是心理和生理健康的现象，是一种精神愉快的表现，也是长寿老人的特有性格。笑是一种有益的"精神保健操"。笑对身心均有良好影响，具有强身防病的功效。心情舒畅，气血调和，就不易生病。笑也是一种运动，不仅面部肌肉得到运动，而且四肢、胸腹、心肺都得到锻炼。

笑的具体好处

1 促进肺部扩张，增加肺活量。

2 清扫呼吸道废物。

3 帮助消化，增加食欲。

4 驱散急躁、忧虑、愁闷等不良情绪，达到"乐以忘忧"的健康状态。

5 有利于释放多余的精力。

6 肌肉放松，消除疲劳。

7 调节自主神经系统的功能，减轻各种精神压力。

8 使人对往日的不幸变得淡漠，而对未来更为向往。

9 有助于增加人与人之间的交际和友谊。

10 老年人笑口常开，对于延缓衰老具有重要意义，是健康长寿的法宝。

〔23〕给心理做个保养

老年人因心理和生理发生变化，容易产生一些消极情绪和悲观心理，性格也向以自我为中心转化，以致影响身心健康。怎样调节、控制和保养呢？

① 少欲：私欲乃老年人之大患，应当节制。知足常乐，则可心平气和，正气充足，身心健康；若利欲熏心，追求名利，贪得无厌，则易患得患失，多疑嫉妒，气机紊乱。

----

② 少怒：怒是发自内心的一种痛苦的冲击情绪，可使人气机不畅，引起心血管病和脑血管病等多种疾病。

----

③ 少言：精、气、神为人身之三宝。少言可以积气为精，积精可以会神。

----

④ 少色：因为房劳过度则伤肾，肾中元气所伤，可促使人的衰老加快，或未老先衰。

----

⑤ 少食：少食可使腹中空虚，脾易磨运，乃化精液，随冲和之气填充肌髓，则气强体健，益寿延年。

----

⑥ 少坐：好坐，是老年人消除疲劳的一种休息方式，但不能过度，久坐易造成下肢萎弱、肿胀、膝关节肿胀等疾病。

⑦ 少药：药物能医病，不能治命。应少服药多锻炼，"药补不如食补，食补不如动补"。

----

⑧ 少卧：老年人有好卧的习惯，但要有节制。生命在于运动，一身动则一身强，故老人应以多动、少卧为佳。

［24］ 老年人也有"成就需要"

老年人的"成就需要"是一种希望能充分发挥自己才能，努力实现自己觉得最有价值的理想目标的需要。退休后老年人有的被本单位留用；有的被其他单位聘请；有的著书立说传授绝技；有的义务参加社会工作，积极性都很高，在"成就需要"得到满足的过程中，会产生一种"成就感"和"年轻感"，使他们觉得自己是一个充满着生机活力的人。

［25］ 老年人的"返童现象"

老年人的"返童现象"，其表现是语言、思维和动作都像个不懂事的小孩子。说话幼稚少分寸，举止失当难作真，争吃贪玩无节制，情绪多变没标准。平日常常会因小事而生大气，甚至与儿孙辈斤斤计较，使人觉得啼笑皆非。这是老年人的一种心理异常表现，是老年人主观上缺乏自制能力，客观上缺少别人关心慰藉，与周围的人失去正常沟通的一种极端表现，也是大脑功能退化的结果。

26 精神情绪与健康长寿

现代医学认为，精神愉快与悲伤苦恼可产生两种不同的生化过程。

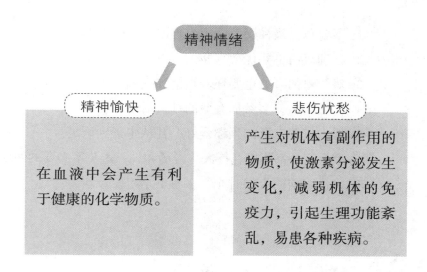

精神情绪

精神愉快

在血液中会产生有利于健康的化学物质。

悲伤忧愁

产生对机体有副作用的物质，使激素分泌发生变化，减弱机体的免疫力，引起生理功能紊乱，易患各种疾病。

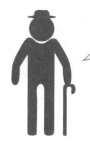

疾病是影响健康的重要因素。

所以，中医学非常重视调摄精神情绪，并把它看作是增强体质，健康长寿的重要因素之一。古今中外的长寿老人都是心胸开朗、心情舒畅的乐观主义者。

27 培养良好情绪的原则

培养良好情绪的原则

① 不要总是疑神疑鬼，担心自己利益受损。

② 处理事情不要优柔寡断。

③ 对简单的事物也要怀着热情和兴趣。

④ 多交朋友，多参加有益的社会活动。

⑤ 努力培养自己的兴趣爱好，并从中得到满足。

⑥ 家里家外都要以礼待人，说话和气，避免不必要的纠纷。

⑦ 珍惜眼前的大好时光，多看书学习。

28 怎样保持情绪平衡

老年人的精神情绪与健康长寿有着密切关系。

怎样保持情绪平衡

① 心胸要开阔坦然，保持乐观舒畅的心情。

② 对生活要充满自信和乐趣，相信自身的抵抗力和生命潜力，不要因年老而暮气沉沉。

③ 尽量避免情绪剧烈起伏，遇喜不狂，遇悲节哀。

④ 要有精神寄托，努力朝着自己的目标追求，使自己活到老、学到老、做到老。老年人有了以上这些情绪，就易健康长寿。

〔29〕调节情绪有哪些方法

老年人保持情绪平衡，就有助于健康长寿。调节情绪的方法有很多种，适合老年人修身养性，既可调节情绪，又可锻炼身体的有八段锦、太极拳、太极剑等不太剧烈的运动。"自我暗示法"最能使老年人情绪保持平衡，它利用心理预防、心理卫生及心理治疗等方法，对自己施加影响，调理自己的情绪、感情、心境等达到平衡。

① 多言（喜）。逢节假日，家人团聚，儿孙满堂，老人高兴，滔滔不绝，没遂老人意，由乐转悲，久之，引来疾病。

② 烦躁易怒（怒）。种种精神刺激，老人不遂其意，大动肝火，不可抑制；或郁闷在心中，忧思难解，致使旧病复发，新病接踵而至。

③ 孤独感（忧）。老年人离退休后，由门庭若市变为门庭冷落，或独居、或丧偶，自感孤独、苦恼、忧伤。久之周身不适，百病袭人。

④ 狭隘多疑（思）。整天疑神疑鬼，事事斤斤计较，心里矛盾重重，总是怨天尤人。久之劳伤心脾，易患疾病。

⑤ 垂暮感（悲）。自感老了，不中用了，悲观失望，情绪消沉，因而食欲顿减。

⑥ 恐病惧癌（恐）。人老怕生病，更恐癌症，某处疼痛，就疑惑是否得了癌症，情绪紧张，寝食不安。

⑦ 惊悸不眠（惊）。老人不寝，已属通病，影响身心健康。由于焦虑、恐惧、忧郁、盛怒、悲哀或思虑过度，或肝胆阴虚易惊等原因导致失眠，将会引起多种疾病发生。所以，老年人应因势利导，制约自己，避免七情内伤。

〔30〕保持良好情绪"十乐"

老年人要保持良好情绪，应做到"十乐"：

① 漫步之乐	每天清晨或傍晚，到空气新鲜地方散散步，可使腿力和身体得到锻炼。
② 家务之乐	力所能及地做些家务劳动，使身体得到适当的活动，使精神矍铄、体力充沛。
③ 读书之乐	经常读书看报，能开阔视野，增长知识，防止大脑的衰退，还能充实自己的精神生活。
④ 志趣之乐	根据自己的兴趣爱好，参加养花、养鸟、下棋、书法、绘画、集邮等活动。不仅丰富了自己的生活内容，还可以陶情养性。

5 交友之乐	友好的邻里关系，是老年人健康长寿不可缺少的因素。
6 扫帚之乐	清早起床，洒扫庭院，擦擦桌椅，清除卧室、房屋内外垃圾尘垢，使居室清洁卫生，从而感到舒适、愉快。
7 助人为乐	力所能及地为社会和群众做些有益的事，充分发挥自己的余热，其乐无穷。
8 教子之乐	常与子女、孙子孙女一起促膝谈心，出主意、当参谋，心情舒畅。
9 沐浴之乐	经常洗澡，可除去汗垢，消除疲劳，活血舒筋，促进机体新陈代谢。
10 曝背之乐	适当晒太阳，对预防老年性骨质疏松症是颇有裨益的。

(31) 怎样摆脱消极情绪

老年人消极情绪主要表现为：

① 孤独感。大量研究认为，多数老年人都有孤独感。其原因是多方面的，如健康欠佳，或卧病在床，就更容易产生孤独感。

------

② 冷落感。在位时门庭若市，现如今门庭冷落，甚至无人问津，再加上集体生活、社会活动减少，被冷落的心理感受油然而生。

------

③ 不满感。对目前社会现象、风气和不尊敬老人等不良行为产生不满等；在思想上跟不上事物发展或因家庭、子女关系不和等情况，从看不惯到怄气，处处感到不满意。

------

④ 疑虑感。只注意小事，只注意自己身体上的某些变化，多疑多虑唯恐患了不治之症。

------

⑤ 忧郁感。整天为自己健康欠佳和患病、家庭矛盾、生活困难而忧郁。

------

⑥ 老朽感。因视力、听力减退，感觉迟钝，体力下降，行动不灵，感叹"夕阳无限好，只是近黄昏"，因而产生悲观、伤感、颓废的心理。

------

⑦ 对死亡的情绪反应。对事物、对人生有不正确的看法和信仰，社会地位低下，人际关系紧张，生活条件差，长期受病痛折磨的老人，往往不思颐享天年，希望早点得到解脱。

老年人如果意识到消极情绪控制着自己时，就应积极地去摆脱。而调节情绪最根本、最为奏效的办法，是让自己从一种活动形式转换到另一种活动形式中去，使自己从一种情绪状态转变为另一种情绪状态。如和家人闹矛盾生气，可以听听音乐来分散注意力，或以散步、打拳、看戏等方法调节情绪；如果大脑疲劳了，可以散散步，参加一些体育活动或闭目养神。

32 情绪过度兴奋好吗

情绪的变化与自主神经系统的老化有着密切关系。兴奋情绪产生于大脑皮层下中枢，心脏和血管首先卷入兴奋，接着内脏器官卷入兴奋情绪之中，后扩散到整个人体。如果人的心脏和血管由于某种原因衰弱了，就经受不住过度兴奋情绪的打击，往往会出现严重的后果。因此，不管是积极情绪还是消极情绪，过度兴奋都有害于健康，尤其是患有心血管疾病的老年人，更不能过度兴奋。

33 老年人为什么需要精神寄托

老年人有无精神寄托，是影响老年期心理健康的一个重要因素。一个毫无精神寄托的老人，很容易造成性格变态，产生寂寞心理，以致最终厌弃人生。老人精神寄托的方式多种多样，可以因人、因时、因地而异。如著书立说、绘画书法、赋诗作词、养鸟种花、钓鱼下棋、操拳练功、音乐欣赏、弹拉吹唱等，这些都能起到陶冶情操、怡情养性的作用。有条件的老人还可外出旅游，或帮助社区委员会做些力所能及的社会工作，把自己的情感和精神寄托在有意义的活动上，就不至于感到精神空虚和人生乏味。

(34) 晚年丧偶，出现情绪障碍怎么办

医学、心理学专家指出，老年丧偶后的6个月至3年内是鳏寡者的危险期。在这段时期内，他（她）们的情绪往往处于低谷状态。怎样帮助晚年丧偶者消除情绪障碍呢？

① 最重要是帮助他（她）们将对死者的悲痛情绪转移出去。除了做好疏导工作外，最好转换原有的居住环境，如到子女或亲戚朋友处居住一段时间。若有条件可出去旅游观光，开阔视野，以淡化对死者的思念。

---

② 晚辈对其日常生活应提供更多的方便，不要使其在碰到困难时怀念故人。并尽量为其创造一种热闹感，如陪其叙谈，外出看戏，同床而寐等。

---

③ 若丧偶者的情绪障碍比较严重，且难以自我调节时，应在医师的具体指导下使用药物调节。

---

④ 丧偶者再婚，有益于解除其孤独感，而且对其延年益寿也大有帮助。

(35) 老年人脾气为什么会变

老年人脾气为什么会变？主要是老年时期大脑细胞的功能有着不同程度的衰退。

| 首先 | 脑动脉硬化，脑供血量减少。六十岁以上的老人脑血流量比中青年降低20％，导致脑细胞营养不足，缺氧，能量减小，影响大脑功能，造成容易忘事，用脑稍多容易疲劳、头痛。 |

| 其次 | 老年人的内分泌腺的功能有明显变化，激素代谢缓慢，特别是性腺功能有衰退，会出现某些自主神经官能失调的症状，如失眠、便秘、心慌、头痛等，都会影响老年人的精神状态。 |

36 长寿老年人的性格特征

长寿老人的性格特征是：

1 禀性耿直，心地善良，待人接物诚挚热情。

2 心胸开阔，乐观开朗，豁达宽宏，不计小事，处变不惊。

3 性格外向爽朗，勤奋工作，不愿空闲，助人为乐。

4 语言幽默、诙谐、风趣。

5 动作轻盈，稳健。

6 陶冶情操，热爱自然，精神愉快，感情充沛，以物寓情。

7 兴趣广泛，洞察奥秘，善于思索，自寻乐趣。

[37] 长寿秘诀：心性豁达

每天我都到公园晨练，当和年近九旬、身板硬朗的刘贤堂师傅谈论长寿秘诀时，他眸子间充满睿智朗声大笑：长寿唯一的秘诀是淡泊人生，性格豁达。

淡泊是人生的一种境界。陶渊明一句"采菊东篱下，悠然见南山"，其高雅意境不知被多少文人墨客吟诵品味。

据有关资料表明，影响人体健康的因素有很多，其中很重要的一条是人的心境。人们对现代文明带来的缺憾进行反思，认识到自己面临的不仅仅只是物质世界，还有人的精神支柱。现代人群中，有许多人争名利地位，争漂亮老婆，争华丽的家园等，为此劳顿。也许，你的钱是多了一些，有了几分风光，然而你少了友情的滋润，少了心灵的旷达。当欲望还达不到时，一个累字使你精疲力竭，随之而来的是肌肉疼痛、记忆力下降、情绪低落、盗汗、喉痛、一脸黯然，种种慢性疾病向你袭来。

因此，我们做任何事情要认同环境，不要为功名利禄过分计较。不去攀比物质生活，不去攀比职位，不为人际关系尔虞我诈。而要放松自己，学会欣赏生活、欣赏身边平凡事物，贴近自然、心境恬淡，淡泊人生、以健康平淡的方式对待生活。

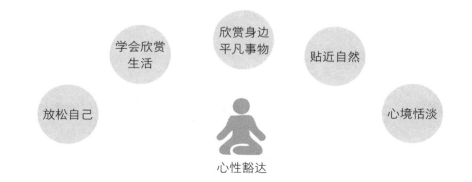

38 老年人怎样制怒与养身

由于生活环境等诸多因素的改变，有些老年人容易生气，一生气就爆炸性地发脾气；有的则生闷气，抑郁不乐。不管什么原因的生气，对健康和养身都是极为不利的。发怒、生气是养生大忌。

老年人无论从修养，还是从健康的角度来说，都应克制发怒为好。

① 转移法。当你怒气上升即将暴发时，请速退出现场，离开此人此事，应尽量设法分散、转移注意力，去干别的事。

② 避免法。发现自己要怒气冲天时，应避免陷入太深，是非不能靠一场大吵大闹所能解决，冷静下来商谈，才是上策。

③ 自我安慰法。怒是对某事的刺激在大脑中反应后发泄出来的，因此，好怒的老年人，应多进行自我安慰，使大脑冷静下来，以理智来制怒是最好的方法。

④ 暴露法。实在不可控制时，应找老伴或知心朋友谈心，发泄出来，以减轻发怒对健康的不良后果。

⑤ 忘却法。遇到发怒时，可不停地去做其他工作，帮助你摆脱发怒的升级。此外，老年人还应加强自我修养，陶冶性情，控制感情，不计较小事，要识大体，顾大局。

(39) 老年人为什么好猜疑

老年人由于一系列生理功能衰退，易产生好猜疑心理。轻者可以变成老年性情乖僻，重者可能患上"老年期妄想症"，还可引起另一种老年常见病——"疑心病"。老人的猜疑是精神老化的一种现象，也属于心理上的变态。除了有生理因素外，很大程度上是由于精神上的孤独所致。给予积极的治疗是采取精神治疗法，即尽量使老人将注意力从体内转向体外，从家庭转向社会，包括参加适当的体育锻炼和从事一定的体力劳动，以加强社会交往，增强人际关系，扩大自己的活动范围，发展自己的兴趣爱好，这样，老年人的猜疑心理将会随着时间的推移而逐步减弱。

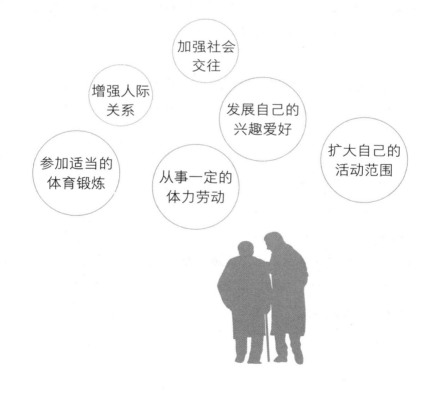

加强社会交往

增强人际关系

发展自己的兴趣爱好

参加适当的体育锻炼

从事一定的体力劳动

扩大自己的活动范围

〔40〕老树根深更著花

老友家住半月坡，坡上坡下、坡前坡后全是果园。最令人艳羡的是门前一株老柿子树，树高10米以上，树冠盖过半斗田的面积。开花时节繁英似锦，蜂飞蝶舞，甚是热闹。入秋时，鲜红的、橘黄的柿儿挂满枝头，如同一团团鲜艳活泼的小灯笼，叫人馋涎欲滴。老友说，光这棵树每年就能采摘三四百公斤柿子，真可谓硕果累累。

站在柿子树下，忽想起"苍龙暮日还行雨，老树根深更著花"的诗句来，顿生许多感慨。老树何以更著花，特结果？一是在于老树根深，吸取的营养多、水分多。二是树冠广阔，吸收的阳光、空气充足。上秉天之钟爱，下受地之独厚，根深叶茂，花自艳，果自丰。

老人恰如老树，社会阅历广，生活经验丰富，立世处事，自有高深处。所以人们对老人特别尊重：老辣；老练；老成；老手；老把式；老马识途；家有老，是个宝；生姜老的辣；文章老更成。不都是对"老树根深更著花"的最好诠释与礼赞么！诗圣杜甫年轻时对老者更是推崇备至，他在《壮游》诗中写道："脱略小时辈，结交皆老苍。"敬老，亲老，以老者为师，溢于言表。

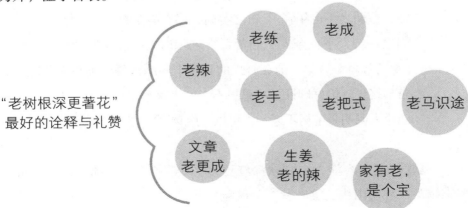

"老树根深更著花"最好的诠释与礼赞

老练　老成　老辣　老手　老把式　老马识途　文章老更成　生姜老的辣　家有老，是个宝

"老树根深更著花"，借物言情，以物证理，恰到好处地道出了"老壮"意境。"老当益壮"，老来难得是壮心。有人说：六十而立。有人说：人过六十不算老，且把花甲当花年。有人说：六十岁是人生的第二春，再拼搏二十年，成果会大大超过前四十年的总和。说的都是一个道理："壮心未与年俱老"。"老树"，竞秀也风流。老松苍遒，老梅劲俏，老枫红酝染，千山竞妖娆。悟得个中三昧，期颐老者亦风光！

"老树根深更著花"，是医治"悲老症"的"良药"。"自古逢秋悲寂寥"，老年人多有"悲秋""哀老"之症。我的一位朋友曾将消极面的"老"的成语、俚语收集起来，编了首"哀老歌"："老朽、老相、老孱头、老气横秋、老牛破车、讨人恶。老吃、老病、老废物；老态龙钟，老大一个脏包袱。老了的黄瓜罢了园，老了的猫儿不敌鼠。老苗占田不抽穗，老而不死谓之罪……"莫谓此乃文字游戏，的确代表一些老年朋友老而无奈的心境。

"悲老"者，多自卑。症结在于没有正确认识老年人的价值。有支歌唱得好："风是秋后爽，月是十六圆，花是老来俏，瓜是苦后甜。"俄罗斯教育家卢那察尔斯基说得更明白："人可以老而亦壮，也可以未老先衰——关键不在岁数，而在创造力大小。""创造力充沛，耋期之年也年轻。"古之姜尚，80岁辅佐周武王，打下800年大周之一统天下。今人王问贤百岁之际加入中国共产党，并出版了《晚晴吟草》诗集。他在鲜红的党旗下庄严宣誓：决心为共产主义奋斗终生！恰好印证了"思想不老的人永远年轻"的道理。请看，老年人明明是宝树不老，岂可以"废物""包袱"自轻自嘲！

"莫嫌秋老山容淡，山到秋深红更多"。愿老年朋友都作傲霜老枫，醉染枝头，红遍山头，笑晴秋，竞风流。

[41] 快乐人生二十招

怎样才能减轻心理压力呢？下列20种心理调节措施是行之有效的减压方法。

1 〉健康的开怀大笑是消除压力的最好方法，也是一种愉快的发泄方法。

2 〉高谈阔论会使血压升高，而沉默则有助于降压。

3 〉轻松的音乐有助于减压，如果你懂得弹钢琴、吉他或其他乐器，不妨以此来对付心绪不宁。

4 〉阅读书报不仅有助于缓解压力，还可使人增加知识与乐趣。

5 〉做错了事，要想到谁都有可能犯错误，因而继续正常地工作。

6 〉在僻静处大声喊叫或放声大哭，是减轻体内压力的一种方法。

7 〉与人为善，千万别怀恨在心。

8 〉世上没有尽善尽美，我努力了，能好最好，好不了也不是自己的错。

9 学会一定程度的放松，对工作统筹安排，劳逸结合，自在生活。

10 学会躲避一些不必要的、纷繁复杂的活动，从一些人为制造的杂乱和疲劳中摆脱出来。

11 不要怕承认自己的能力有限，学会在适当的时候对某些人说"不"。

12 夜深人静时，让自己的心彻底静下来，悄悄地讲一些只给自己听的话，然后酣然入睡。

13 放慢生活节奏，把无所事事的时间也安排在日程表中。

14 超然面对人生，想得开就没有精神压力，淡泊为怀，知足常乐。

15 在非原则问题上不去计较，在细小问题上不去纠缠，对不便回答的问题佯作不懂，对危害自身的问题假装不知，以聪明的"糊涂"舒缓压力。

16 沉着冷静地处理各种复杂问题，有助于舒缓压力。

17 不妨给久未联系的亲友写封信，不仅可吐露一下自己的感受，同时也能让对方在收信时得到意外的惊喜。

18 当无力改变现状时，应学会换一个角度看待问题，独自对困扰你的问题进行分析，然后找出一个最适当的解决方法。

19 一旦烦躁不安时，请睁大眼睛眺望远方，看看天边会有什么奇特的景象。

20 既然以前的日子都过得去，那么今后的日子也一定会安然度过，多念念"车到山前必有路"这类格言。

〔42〕坦然是福

人们常说，有啥别有病，缺啥别缺钱。那么，是不是既没有病又有钱的人一定活得滋润？其实不然，因为人们常常只能看到人的生命的外表，看不到内在的心理状态；而心病的隐痛往往比机体的病痛更折磨人。或食言未诺，于情有亏；或制冤未平，于理有亏；或疏于职守，造成损失未曾处理；或触犯法律，造成影响，未曾追究。表面虽平安无事，内心岂能没有负担？一旦曳蔓牵瓜，被触到灵魂的痛处，岂能心静神宁？心不静神不宁，健康只是个空壳。人到这时，往往才会深切地感悟到，活得富有，不如活得坦然。

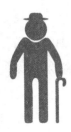

坦然不是表象的状态，而是内在的境界：像潺潺于山谷间的小溪，由于不曾受到污染，而流淌得纯洁澄澈，自由自在；像牵犁拉车之后，于夕阳下默默静卧的黄牛，由于无愧于生命，而显得安宁恬适。

人到晚年，已知天命，领悟人生，尤其应该选择坦然。

坦然 ┬─ 是不贪不贿、不霸不盗、不欺不诈、不嫖不赌者至高的追求；

　　 ├─ 是真诚敦厚、豁达躬谦、仁义友善、礼让随和者必然的心态；

　　 └─ 是珍惜缘分、知恩知爱、心无旁骛、重节自尊者永远的享受。

有人说，许多事情似乎同老年人不再有关，因为离退休后，翻开人生一页，一切都重新开始。俗话说，种瓜得瓜，种豆得豆。人到老年，才真正到了收获的季节。

看来，有德者可以坦然，心正者可以坦然。往往越到老年，才越能深切地感悟到坦然是福。

（43）学会宽容

宽容是中华民族的传统美德，是一个人人格气质的升华，更是衡量一个人成熟与否的标志。自古以来，我们这个民族素以文明礼让、勤劳纯朴、宽厚待人的美誉著称于世。

社会是一个群体。人生活在社会，必然要彼此来往，包括下级与上级、男同志与女同志、左邻右舍以及兄弟姊妹，乃至长辈与晚辈。由于人们的年龄、性别、经历、处境不同，认识事物不一，处理方法不尽相同，在相互往来中，不可能不产生矛盾。其中有的是属于认识上的矛盾；也有的涉及切身利益方面的矛盾等，在错综复杂的事物面前，有的老同志保持清醒的头脑和克制的态度，求同存异，以诚相待，使问题得到了圆满的解决，"化干戈为玉帛"；而有的老同志情绪偏激，好钻牛角尖，结果把本来问题不大的人和事，却弄得很紧张。

产生问题的原因

 是观察事物，处理问题，缺乏辩证法，偏听偏信，求全责备，苛求别人。

 是固执己见，自以为是，缺乏自我批评精神和容人之量。

 是平日相处，很少和别人感情交流，互相体谅、理解不够，有时甚至敏感多疑，对同志、对朋友，缺乏必要的信任和尊重。

处理好人际关系是一门艺术，是一本永远读不完的书。人到晚年要想超脱，玩得开心，活得潇洒，还得认认真真补上"宽容"这门必修课，学会以友情、真诚、大度待人，这是团结人的"黏合剂"和处理人际关系的"镇心丸"。

"心底无私天地宽"，人的心胸，多欲则窄，寡欲则宽。为人处世应坦荡，遇事想得开，朝前看，应该大事讲原则，小事讲风格。

| 对别人 | 多一份理解，多一份关心，多看别人的长处，多想别人的难处。 |

| 对自己 | 则要严格一点，时刻警示自己，常反思自己的不足。平时工作生活中，哪些事不够尊重别人；哪一回，听不进相反的意见，顶牛伤害了别人的自尊心；哪一次，由于自己考虑问题不周全，该办好的事没有办好。 |

这些都是值得过后总结吸取教训的。能这么经常反省自己，平心静气地对待周围的人和事，宽容就在其中了。

(44) 散淡人生

我认为，同淡泊相比，散淡更有一种行云流水、从容自若的境界。散淡的人生，展现出无拘无束的恬适，散淡更适宜颐养天年的老年人。

然而在生活中，许多老年人不善于将自己的生活变得轻松一点，有的为儿女们的工作四处奔走，有的为孙子、孙女升学或当兵求人说情，有的为生活中不如意的小事而彻夜难眠，如此等等。就是娱乐消闲，也常为一个门球的失误而数日懊丧，为钓鱼鱼不咬钩而怨天怨地，为一盘棋没下好而后悔不已。总之，他们看不顺、想不开，往往为了无谓的小事自寻烦恼，结果劳神损身，又怎么益寿延年呢？对于这些老年人来说，在日常生活中应该学会散淡一点。

 散淡可以使人化解许多不愉快的事情。"淡"是修养，"散"是方法，两者互补互用。如果有些事一时"淡"不了，可用"散"去化解。比如，钓鱼没钓到，不必沮丧，你可以换一个角度想一想，我虽没钓到鱼，但我感受到了潺潺流水，满眼绿意；棋虽输了，但吃一堑长一智；球没打好，但我活动了筋骨，增强了体质。

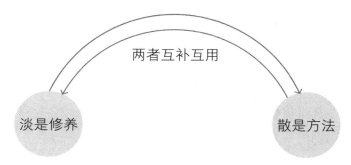

两者互补互用

淡是修养　　　散是方法

散淡可使人真正体味出人生的意义和价值。我认识一个相当不幸的老人，他没有什么优越的地位，也没有那种传统意义上的天伦之乐。他中年丧妻，一个人生活，还患过好多病。当年和他在一起工作过的人，若干年后见到他，都无不惊讶地说："你还活着？"按一般人的理解，他活不到今天。能够使他顽强生存下去的原因在于他散淡的人生态度。他称自己是"陶渊明第二"，每天买菜做饭，读书看报，打太极拳，生活得相当充实，也相当愉悦。他虽已年近八旬，身体却很健康。人到老年，热爱生活、追求幸福，要学会散淡一点，也就是说要学会和懂得生活的艺术，用豁达的心境，对待外界的困扰。这样，不但使老年活出一种味道、一种境界来，而且对于身心健康也大有益处。

（45）笑对生活

前不久因事到S市，顺访了十多年未见面的老同事M君，他尽管长我10岁，已是古稀老人，却红光满面，笑声朗朗，精神矍铄，一脸慈眉善目的福相，着实叫人艳羡。向他请教健康之道，他扬手一指："你看！"我顺指看去，却见客厅正墙上挂着一幅条屏，上书"笑对生活"四个大字，特有神采。

M君接着兴高采烈地说："你别小看这四个字，它可是我一生奉行的人生三昧呢！"

…笑对生活，是一种积极的生活方式。

赫胥黎说："充满着欢乐与战斗精神的人们，永远带着快乐。"高尔基也强调："我一生所主张的，就是对生活、对人们必须保持积极的态度。""笑对生活"，就快乐，就积极。人们常说某某会生活，某某不会生活。会生活者，"笑对生活"是也。不管顺境逆境，不管风霜雨雪，总能找到好心情，总能看到好景色。恰如无门和尚所说："春有百花秋有月，夏有凉风冬有雪；若无闲事挂心头，便是人间好时节。"人生是个"百花园"，能来到这个世界，本身就是一种幸福。由是，常为多彩人生乐荡荡，不为个人荣辱进退常戚戚。笑口常开，青春常在，老又其奈我何！不会生活者，"心胸狭窄气量小，无故寻愁觅恨"，没事自我烦恼，愁眉苦脸如霜木，春难住，人易老，实在不可取。

…笑对生活，是人生大境界，是古今贤哲都十分看重的乐观主义精神。

人生重求乐，李大钊说："求乐的人生观，才是自然的人生观，真实的人生观。"人生在世，"不如意事常八九，难得最是平常心。""笑对生活"者，贵就贵在"平常心"。不为贵骄，不为贱馁；不为宠惊，不为辱戚；不为世俗所缚，不为物欲所累。这就是君子处患难而不忧。就像孔子赞颜回那样："贤哉，回也！一箪食，一瓢饮，在陋巷，人不堪其忧，回也不改其乐。"我非君子，更不是圣贤，但深信其理。面对困难和挫折，我依然昂首笑风月，就因有"笑对生活"作精神支柱，深信任凭风狂雨骤，天还是天，地还是地，地陷不下去，天塌不下来。这不，"雨过风去后"，山河不是更妖娆了吗？人们常说："苦不苦，想想长征二万五。"长征爬雪山，过草地，是古今中外第一苦事，毛主席却能唱出"更喜岷山千里雪，三军过后尽开颜"的雄奇诗篇。没有人生高境界，哪来如此大情怀！

像我们这些上了年纪的老者，更应"笑对生活"。"老来秋气重"，"秋"在"心"上即为"愁"。"有花无景因愁病"，愁眼看人生，看啥都死气沉沉。鲁迅《过客》中说："过客"问前面有什么？老爷爷说前面是坟地，小女孩说前面有百合花。老气横秋者，往往看到"坟"，而"笑对生活"者，看到的一定是"百合花"。

妙哉，M君，锦心绣口，开人茅塞。不敢独享"醇醪"，追记成文，与朋友共品赏。

46 活得简单

人生就像一次旅行，在短短的人生之旅中，谁都希望能抓住生活的每一分每一秒，多领略一些人世间的风花雪月、良辰美景。为此，不妨活得简单些、轻松些，最好能做到精神简约、心灵散淡、生活简朴。不为物累的生活一定轻松愉快，思想上没有包袱的生活一定心情舒畅。

精神简约 就是灵魂要始终保持一种高洁，不落俗套，要做到不趋众，不盲从，善取舍，只要认准了自己的人生目标，就心无旁骛、专心致志地朝自己的目标不停顿地努力。不被灯红酒绿所迷，不被权势名利所惑，简简单单，轻轻松松，这样的人生，如何不快乐？

心灵散淡 人心就像一间小屋，它的品位之高低，全看我们如何充实。如果你总是拿一些世俗的东西充斥心灵，这间小屋必定黯然失色；而你若采山之刚直、水之清秀、花之馨香、月之皎洁来充实它，这间小屋必定清清静静，幽雅闲适，人生如何不快乐？

生活简朴

现代社会，物质异常丰富，但过于丰富，对生活也是一种负担，因为美酒佳肴，日食夜饮也会乏味，倒不如粗茶淡饭更简单有味，更滋味悠长，更令人回味无穷。其实，人生于世，所求无多，弱水三千，只取一瓢饮，广厦千间，夜宿一席；知足常乐，简朴至真，清风明月不要钱，简单朴素味最长。

活得简单些，就是要超然于物外，脱俗于旧习。茅屋草舍无妨我襟怀，布衣百姓不碍我高洁。活出真性情，活出好心情，活得很硬朗，活出一种人生大境界。

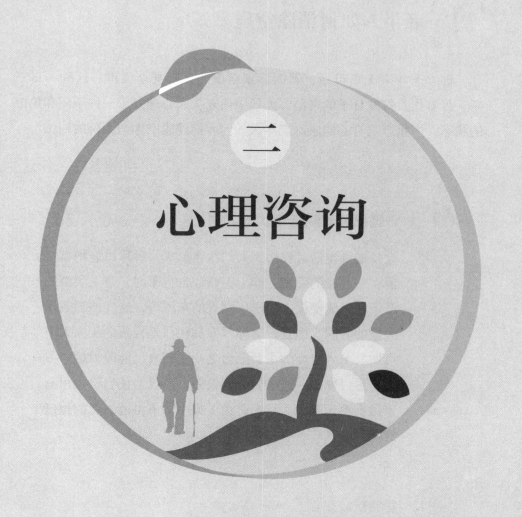

二

心理咨询

① 老年人如何消除空虚

许多老年人无事可做，因而感到空虚、无聊甚至厌世。这种一日三餐、扳着指头打发日子的现象，无形中使老年人心理处于一种烦闷和焦虑的状态，严重影响身心健康。老年人如何才能摆脱空虚与无聊的纠缠？

1 改掉把事情凑在一起做的习惯

在长期的生活过程中，人们往往形成一种尽可能把事情凑在一起做的习惯，如上街修理自行车时，带上买菜的篮子，再顺便提上要送还别人的东西等，这样便会省出大量的时间。但是，这种习惯却往往是导致老年人无事可做、陷入空虚的主要原因之一。若自己能改掉这一习惯，尽可能把一些事情分开去做，不仅会使自己觉得有事做不再无聊，而且还避免了集中做事可能引起的过度疲劳。

2 把游玩放在心上

人到老年后，大多好奇心下降，玩心淡漠。如有目的地对附近地区的游玩场所与建筑进行了解，并有计划地逐日进行游玩，利用空闲时间到附近热闹的地方转一转，您便会精神焕发，笑口常开。

③ 翻一翻过去没有读好的书刊

过去购存的书刊，往往由于生活紧张没有时间一本本细读。自己在闲暇时，可一本本打开再次细细地品读。这样，不仅可以使自己度过大量的闲暇时间，消除无聊，而且可以充实精神生活，弄明白一些大半辈子也不明白的问题。

④ 花一定时间进行梦想

无论一天怎样度过，都要抽出一段时间进行梦想（异想天开），通过梦想可以使自己无法得到的渴求得以满足。未实现的夙愿得以实现，这样会使自己得到一种极少有的安慰与轻松，无聊便会随梦想被自己对生活的无限爱恋与希望所代替。

⑤ 大胆地做些尝试

一个人在生活的过程中，可利用大量的闲暇时间，大胆地尝试自己的想法。经过无数次尝试，无数次的成功与失败，便会证明自己存在的价值和生活的意义，自己也不会再感到生活的空虚和无聊。最后一点应注意，千万莫把睡眠当成好办法。

② 珍惜眼前的好时光

老年人常常爱沉湎于过去。如果能以此获得平静和快乐，倒成了一种"冥思心理疗法"，每天若坚持半个小时，对身心会大有裨益。然而遗憾和担忧，却是失落和悲观的心理反应，只能蚕食人的生命。因此，劝老年人把遗憾收起来，什么生不逢时、中年受挫，这都已成为过去，何必沮丧；再把担忧都撇开，什么耄耋将至、生老病死，乃自然规律，何苦劳神。重要的是：珍惜眼前的好时光！

为此，要懂得"乘除法"。

乘法 ➤ 让自己的兴趣、交往及快乐能成倍地增长。长年的工作范围、习惯以及时间的限制，有的老年朋友可能淡漠了自己的偏爱，也无暇去接触职业、地位、年龄相异的人，如今不妨去试一试，也许会对生活产生新的体会，还可能获得新的发现。那么既然感到新鲜快乐，就尽量去满足实践。我国91岁的工程师石克一每天要探亲访友，参观游览，后又研究起蜜蜂、雪莲的价值，还想改造转盘轧片机。美国有位老先生70岁进了医学院终成为名医，他的一位朋友71岁进了法学院，当了一名律师。他说："只有和变化交上了朋友，才懂得了生活。"

除法 ➤ 懂得了乘法也就学会了除法，就是将那些不开心的事"三下五除二"，尽快分割，把忧愁和恼烦分散到新增加的兴趣中去。医学教授杨国亮古稀之年工作仍千头万绪，可他能心平气和地分项处理，做到井然有序，这乃是养生之道，也是"除法"之理。他还说："无论到什么年龄，都要珍惜并改进我们的生活。"

③ 善于给自己找乐趣

> 给自己找乐趣，就是在延长自己的寿命。

在轮椅上坐了30年、只有3个手指会动、又不能说话的科学家霍金，在别人眼中是个古板的人，只会琢磨黑洞的理论。然而，了解他的人都知道他挺会给自己找乐趣的。在他的卧室里，贴着性感女神梦露的巨幅画像，他喜欢看"007"系列电影，酷爱流行摇滚歌曲，爱听贝多芬的《英雄》和《命运》。照顾他生活的护士说如果霍金不是善于给自己找乐趣，经常保持良好的精神状态，他可能活不到今天。从这个意义上说，给自己找乐趣，就是在延长自己的寿命。

美国前总统艾森豪威尔在回忆录里也记载了这样一件事，1945年秋，他在盟军当司令时，他视察了几乎被夷为平地的柏林城。他发现城里的一片废墟中有一个临时搭起的窝棚，窝棚里放着几盆生机勃勃的小花，一位难民在认真地教孩子吹萨克斯管。他受到极大的震撼，当时就断言：这个民族一定会重新崛起。他说，即使在苦难中，也能给自己找乐趣，说明这个民族精神没有倒，如果在最困难的时刻，还保持着生活的乐趣，这是一种顽强的意志。

善于给自己找乐趣的人，是一个活得潇洒的人。说起来周恩来是一个最忙的人，他一天工作十六七个小时是常事，可是他忙里偷闲，常常要去看西花厅里的海棠树，给心爱的兰花浇水。要说高雅，莫过于宋庆龄，举手投足都显出端庄高贵。可她却喜欢下厨烹调，并以此为乐，而且手艺高超，几样拿手的菜肴，就是国宴的厨师也自愧不如。若论学问高深，季羡林先生当仁不让，既是国学大师，又是文坛泰斗，精通几十种文字，然而他在工作之余，最大的乐趣就是养猫。他那两只宝贝的猫，与他生活了多年，俨然家人似的。

　　一个俄国人和一个中国人聊天，俄国人问："你抽烟吗？"中国人摇摇头。俄国人又问："你喝酒吗？"中国人又摇摇头。俄国人再问："你喜欢追女人吗？"中国人还是摇头。那个俄国人大惑不解："那你活个什么劲啊！"这个笑话虽然有些粗俗，却有寓意，它想告诉我们：人要活得有乐趣。当然，生活的乐趣丰富多彩，决不仅限于抽烟、喝酒与追求异性，对酒当歌是乐趣，吟诗作文也是乐趣，谈情说爱是乐趣，养花种草、琴棋书画也是乐趣，就连聊天吹牛也算一些人的乐趣。人各有志，雅俗无妨，各得其乐。主动给自己找乐，始终保持乐观、积极的人生态度，你就会快快乐乐地走完自己的人生之旅。

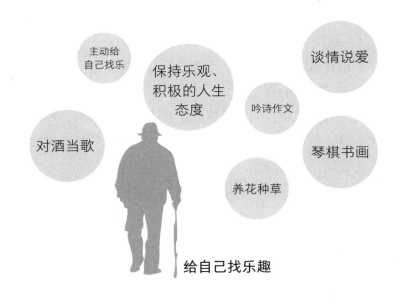

给自己找乐趣

4 做一个爱玩的老人

　　街坊许老伯年逾七旬，却很爱玩，下棋是他的最爱。晚饭后，我到楼下散步，经常看到他和街坊的一些中老年人在楼下下棋。许老伯还喜欢唱京剧。我曾多次在镜湖公园里看到他和一些票友在一起唱京剧，且时常边唱京剧，边拉京胡。前几天，我带儿子到家附近的游泳池玩水。不想，在游泳池里又碰到了许老伯。我上前跟他打招呼。他问我："你第一次来吧？"我点点头，问他是怎么知道的。他说："我天天都来！"原来他买的是月票。听后，我心里在想，这真是一个爱玩儿的老头儿。难怪他过得这么好，红光满面，看上去顶多60岁。

回家后，我用许老伯作为事例，说服老爸向许老伯学习，不要老是待在家里看书，天天待在家里又有什么意思呢？出去玩玩多好。就像许老伯那样，没事下下棋、唱唱歌，这样既可以游玩，又可以锻炼身体，同时还可以健脑，一举数得。

在我的劝说下，一向不爱玩的老爸，现在开始走出家门了，早上和老妈一起出动晨练，下午到老干部室玩玩。几天玩下来，老爸跟我讲："吃饭香了，饭量也大了！"老爸看上去也比过去有精神了。

老话讲："老小老小。"小孩子喜欢玩，老人也不妨学学孩子，做一个爱玩的老人，这对老人延年益寿将大有好处。

5　拆除心理的篱笆

老干部离休后不要为自己筑起一道"篱笆"，把自己与社会隔离开来，疏远了朋友、同事，谢绝了集体活动，自我圈起一个"世外桃源"。然而"桃源"并没有给您快乐，带来的是孤独、苦闷与空虚。

一位哲人说：一个人离开了社会就像树枝离开了树干。一些离休干部退避三舍，闭门独居，以"不在其位不谋其政"为借口，使自己的生活圈子越来越窄，社会参与意识越来越淡，这不等于"作茧自缚"、糟践自己吗？"欲言无予和，挥杯劝孤影"，就连陶潜在"世外桃源"都有这样的感叹，更何况戎马一生受集体生活洗礼的革命干部呢？

离休干部的"心理篱笆"显然是自我评价和社会评价的失衡造成的。

我们不否认一些社会偏见给那些干部心理压力，但主要的障碍还在于他们自己戴一副自卑的有色眼镜去看待事物。总认为自己无用了，总觉得别人瞧不起自己了，于是，自我封闭起来，结果只能加重自己的偏见和孤独。

我们说人与人之间的交流是激发热情、产生幸福感的动力。尤其在我们国家，关心他人、热爱集体本身是一种责任。一次某同志在八五七农场见到老干部门球队与场领导班子队比赛，那种情意融融、生龙活虎的场面感人至深。在他的眼中，那些老同志至少都年轻了10岁。"江河不通四海，焉能畅流不止"，只有置身于社会生活的海洋中，生命才会有如此的活力。

⑥ 心境平和方能防衰

有一位老人说退休几个月，似乎老了许多，情绪也愈来愈坏了。其实他已经点出了问题的症结——情绪失调。社会环境、家庭生活的变化使他不时产生忧思、烦躁、抑郁等不良情绪，而他又不善于控制和调节，任坏情绪愈演愈烈影响身心健康，才自觉衰老。

老年人当务之急是要保持心境平和。首先要练就"化险为夷"的本领，无论遇到什么"险"情，诸如冤枉委屈、人际纠纷、家庭矛盾等，都能转为平和，看作"小事一桩"。"喜、怒、忧、思、悲、恐、惊"是人之七情，各种情绪则是客观事物是否符合个人需要所产生的态度体验。人生在世不可能事事遂心，要想"坦坦无忧愁"，就得抛开名利得失的干扰，多些宽容谦让，少些计较。俗话说"喜伤心、怒伤肝、忧伤肺、恐伤肾"，每一种情绪刺激过度都会给人们带来生理危机。一位老友，退休之后身体尚好，一天在舞厅漫步，有人告之买了他三张国画，他不禁大笑，之后竟溘然长逝。至于因忧虑、气闷等丧生者，更是司空见惯。

马克思曾说："一种美好的心情，比十服良药更能解除生理上的疲惫与痛楚。"但愿人们能把它作为座右铭。

老年人精神生活健康指南（第三版）

7 建立新的生活秩序

某离休老先生老伴健在、子孙满堂，却连声喟叹"孤独啊孤独"。究其缘由是他原有的生活秩序打乱后，又未建立新秩序，使得人际关系淡化、家庭和谐破坏，才产生"无从说起的孤独感"。

他在职时，一天热热闹闹，人来人往，车水马龙。回到家中，孙孙扑面而来；茶余饭后，天南海北议论一番；每周几次"忘年乐"，被孙孙称作"大玩具"，真乃乐哉悠哉。这一切已成为他习惯化的生活模式，并形成强烈的心理适应。可他离休后，整天闷在家中，一切变得杂乱无章。无规律无节奏的生活又造成心理失衡，子女言谈有违他的意志，顿生反感；孙孙再喊"爷爷是大玩具"，就被视为不尊，弄得家人也对他"敬而远之"了。

我们觉得建立新的生活秩序对他至关重要。应注意培养多种志趣并结识新朋友来填补生活中的空白，在家庭中要多些情感交流，千万别对"妻管严""大玩具"之类的谑语产生逆反心理。每天作息时间要严格制订，社会活动和家庭活动计划越具体越好，让生物钟正常摆动起来，自己也会重新获得心理平衡。

记得有位哲人说：新秩序可以熨平生活的皱褶。相信离休人员是有这种能力的。

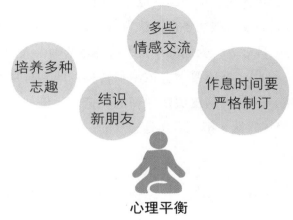

8 劝您还是消消气

我们不妨再重读一下《不气歌》，其中有两句是"他人气我我不气，气下病来无人替"。这话不假，不管我们因何而气，气的理由如何充分，都不可能代替或弥补我们由于生气而招致的损失。

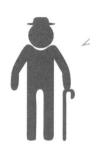

《内经》中说："余知百病立于气也。"我们知道怒气会促使心跳加快、静脉扩张，引起高血压、冠心病；而"忿怒之深，空腹不食，直气盈饱"，是说气还会引起消化系统疾病。"气大伤身"，的确不是一个可以等闲视之的问题。

应该承认，社会及家庭生活中确实时常发生一些不合理或者没道理而令人生气的事，尤其是牵涉到个人切身利益时，更会令人难以控制而气上加气。但若是睿智者，决不会明知于事无补仍一意孤行。再说社会事情错综复杂，从我们的角度讲，也许满腹道理，而对方可能也是理直气壮，因为双方都站在不同角度，往往各自都认为对方无理而生气。

当然，作为明理之人，受到的不公平待遇也的确令人同情，倾诉出来也是一种释放。除此之外还要学会控制和转移，即靠自身的修养将怒气控制到最低程度，并在大脑皮层建立新的兴奋灶。例如屈原流放赋《离骚》，孙膑膑脚修《兵法》都可看作是怒气的一种转移和升华。

9 让自己年轻起来

谁不想自己年轻一些呢，可有的朋友却因饱受莫名的孤独寂寞而明显地衰老了。"壮心与身退，老病随之侵。"人的衰老首先是从心理衰老开始的。因此，让自己在心理上年轻起来，是我们奉送这位朋友的一剂排遣孤独寂寞、防衰抗衰的良药。

⊙ 保持朝气和活动

心理年轻的基础是保持朝气和活动。《开创人生第二个春天》的作者王兴华，神采奕奕、朝朝矻矻，令人难以相信他已过古稀之年。他除了笔耕不辍，还调查咨询，正是这种充实的生活让他其乐无穷而焕发了青春。

⊙ 广交朋友

广交朋友尤其交青年朋友对保持活力大有裨益，它会帮人们摆脱孤独而年轻起来。上海市召开的"忘年交百人恳谈会"，有年过八旬的老翁，有23岁的小伙儿。他们融融一堂，切磋交流，青年人感到成熟了，老年人感到年轻了，真可谓"入芝兰之室，久而身着其香"。

⊙ 注意衣着修饰，利用心理暗示

这位朋友若能注意些衣着修饰，不仅使外貌年轻，心理也会年轻，"形神相亲"之说即为此理。莫要小瞧心理感的魔力神功，要知道，一些有经验的医生或气功师往往善于利用心理暗示来达到意外的效果，不妨体验体验。

"落日心犹壮，秋风抚病苏"。这位朋友应该已经懂得怎样唤回自己的第二次青春了。

10 莫因挫折丧失希望

人到晚年，也难免会有挫折，于是一种消极、压抑、自悲的心态促使老年人对己长叹：人生在世，究竟为何？这使我们不禁想起有一位老教授问他的学生：当你老了，行将就木之时，有什么能使你带着笑容而去？

有诗曰：春蚕到死丝方尽，人至期颐亦不休。也许爱因斯坦说得对：人只有献身于社会才能找出那短暂而有风险的生命的意义。然而人在生存、发展，追求自我实现的过程中，不可能一帆风顺达到自己所期望的目标，实现自己的一切要求。于是有人因挫折而丧失希望，甚至把一切看得那样黯然，怀疑生活的意义。

莫泊桑曾说："人生并不如想象得那么美丽，亦不如想象得那样丑恶。"人的一生虽遭受多次挫折，但是痛苦中也都是靠这副"坚固的手杖"——希望的支撑，才体味到天伦之乐。人生的境遇虽然不同，希望却总是存在的。也可以说希望对每个人来说都是公平的，无论处于何种逆境，尽管是病残人不能再为家庭或社会做些什么，只要保持内心的力量——希望，仍能用人格的魅力陶冶人间。

挫折正是对人格的考验。天下虽"没有不散的筵席"，但是生命的希望却是永恒的。古人说："生、死、穷、达，不易其操。"自己的人格、美德能留在别人的记忆之中，就意味着生命的价值和延续。这或许是对每个人也是对那位老教授的回答。

〔11〕自己调适　平衡心态

当今的社会是一个生活节奏快、工作强度大、竞争异常激烈的社会，相当多的人都难以避免挫折的打击和种种压力。因此，也就很容易引发心理失衡。下面一些方法可以帮助你平衡心态。

1　不要对自己过分苛求

每个人最好不要对自己过分苛求。一方面要明智地将人生目标定在自己的能力范围之内，懂得欣赏自己的成就，懂得善待自己；另一方面既不因他人的评价而影响自己的情绪，也没有必要为取悦他人而违心行事。这样，人的心情自然就会舒畅起来。

2　不要对他人期望过高

对他人期望越高，往往失望也就越高，心理自然就容易失衡。因此，任何人都不要对他人期望过高。其实，每个人都有自己的长处和短处，关键是要扬长避短。

3　不必事事计较，学会必要忍让

成大事者往往从大处着眼，凡事不会斤斤计较；只有无见识者，凡事才会去钻牛角尖。这样，自然会减少自己的烦恼。因此，我们有时不妨适当地妥协忍让，反而会有效地维系自己的心理平衡。

有些人心理常常产生不平衡，往往是因为他们处处将别人作为竞争对象，使自己经常处于紧张状态。其实与人相处，应"以和为贵"，正如俗话所说："能够握手的，就不要握拳。"只要我们在心理上不把别人都看成是对手，别人也不一定以你为敌。

[12] 适度倾诉　缓解情绪

每个人都需要倾诉内心的喜怒哀乐，倾诉是缓解压抑情绪的重要方法。倾诉会使人在心理上出现一系列的变化：首先是感觉到终于被人理解，内心有一种欣慰之感，进而使孤独感得到消除，紧张情绪得到缓解，心理上似乎感到一种解脱，甚至某种感激之情，愿意谈出更多心里话。

但不是人人都会倾诉，比如鲁迅笔下的祥林嫂，整天向他人倾诉自己的孩子死得好惨，一遍两遍，还能博得同情和劝慰，但时间久了如此反复的倾诉难免让别人厌烦，"敬"而远之。所以说，倾诉要言之有物，倾诉的主要目的是宣泄情绪，得到理解、支持和帮助，其根本是要走出困境。而整天在那"倒腾"一些陈年旧账，日复一日、年复一年地喋喋不休，必然会吓跑那些倾听者。

另外，对于男人而言，"男儿有泪不轻弹"，强烈的自尊心和男子气，总是觉得自己要坚强，不愿意去倾诉，但是他们没有想到一旦精神崩溃了，他们就再也无法承担任何责任，这时候的伤害可能是难以弥补的。所以说早期发现情绪问题，寻求支持是非常重要的。支持可以来自朋友，也可以是家人，还可以跟心理医生说说，有时专业的支持很重要。在倾诉的过程中释放压力，同时还可以获得专业的帮助和指导。

```
                    ┌─────────────┐
                    │  倾诉的方法  │
                    └──────┬──────┘
        ┌──────────────────┼──────────────────────┐
┌──────────────┐   ┌──────────────┐      ┌──────────────────┐
│  向他人倾诉  │   │  向自己倾诉  │      │  寄情于日月      │
└──────────────┘   └──────────────┘      │  山水草木之间    │
                                          └──────────────────┘
```

写日记、随笔、读书笔记等都是好的倾诉方法，可以帮自己整理思路，疏泄情绪，同时也在此中不断地提炼和升华，也是人生的一种自我完善的途径。

倾诉也可以寄情于日月山水草木之间，如同欧阳修所言"醉翁之意不在酒，在于山水之间也"。

⌈13⌋ 暗示——潜在的力量

暗示是用含蓄、间接的方式对人的心理和行为产生影响，从而使人按一定的方式去行动或接受一定的意见，使他的思想、行为与自己的意愿相符合。暗示对人的心理作用很大，有时甚至会创造奇迹。

面对半杯咖啡，你会产生什么念头呢？消极暗示是为少了半杯咖啡而不高兴，情绪消沉；而积极暗示是庆幸自己还有半杯咖啡，那就好好享用，因而情绪振作，行动积极。由此可见，心理暗示有积极的一面和消极的一面，不同的心理暗示必然会有不同的选择与行为，而不同的选择与行为必然会有不同的结果。对于老年人来说，要用积极的心理暗示来调节自己的退休生活，认识到夕阳无限好，凡事放宽心。对于患病的病人来说，以积极的心态配合治疗，肯定会比唉声叹气要有用得多。

"尺有所短，寸有所长"，每个人都有自己的优势和长处。如果我们能客观地评价自己，在认识缺点和短处的基础上，找出自己的长处和优势，就能激发自信心。要学会欣赏自己，表扬自己，把自己的优点、长处、成绩、满意的事情，统统找出来，在心中"炫耀"一番，反复刺激和暗示自己"我可以""我能行""我真行"！就能逐步摆脱"事事不如人，处处难为己"阴影的困扰，就会感到生命有活力，生活有盼头，从而保持奋发向上的劲头。自己给自己鼓掌，自己给自己加油，不断地调整和发展积极心态，一步步地走向成功。

据载，美国第32任总统富兰克林·罗斯福家中失窃，被偷去很多东西。他的朋友得知后，写信安慰他。罗斯福是个性格豁达的人，他给朋友回信说："谢谢您来信安慰我，我现在很平静，感谢上帝。因为：第一，贼偷去的是我的东西，而没有伤害我的生命；第二，贼偷去我部分东西，而不是全部；第三，最值得庆幸的是，做贼的是他，而不是我。"这些理由是他心情平静的原因，也表现出他豁达的性格。而有的人就不是这样，丢了一件东西，整天闷闷不乐，情绪忧郁，怨天尤人，久久不能平息，这样必然伤害身体。

性格豁达，必然遇事不惊，心灵平静如水。从医学角度讲，性格的豁达和心灵的宁静使人的阴阳平衡，气血和顺，情绪镇定。

性格豁达

心静则杂念除 ➡ 杂念除则气血通 ➡ 气血通则身心健

假若一个人小肚鸡肠，受不了一点委屈，经受不了一点打击，那是适应不了现代社会发展进步的。试想，在茫茫人海中，在复杂的人际交往中，哪会那么一帆风顺？假若遇到一点挫折就灰心丧气，遇到一点损失就耿耿于怀，对经济利益斤斤计较，以致心怀愤懑、郁郁寡欢、忧郁不已，那么必然损害健康，未老先衰，难登寿域。

因此，为了健康，我们要学会豁达。豁达不仅能保障健康，而且本身就是心理健康的标志。

15 多一些朋友　多一些交往

有人提出"我的生活并没有不规律，却为何仍感到沉闷？"这一问题很多人都有过同感，究其缘由是缺少人际之间的交往所致，这是保持正常愉快的生活不可缺少的心理需要。

一个人每天能做到按时起居、就餐、锻炼身体，而且除了看电视、看书，习字练画也是保留项目，看来他的退休生活的确够丰富了。可问题是他从事这些活动基本是闭门独行，很少与社会沟通，与他人交流，这种深居简出的生活方式，久而久之难免使人感到乏味和沉闷。美国心理学家林顿曾做过一次试验，设两组健康状况相似的老人，让一组老人有频繁的社交活动，另一组老人则闭门自居，结果三年之后，两组老人的心理和生理健康状况相距甚远。

也许有人会提出僧人的生活方式予以反驳，然而他们是在长期的克制中才逐渐形成适应的，况且他们也有其自己的交往方式。而老干部则不同，多年业已形成的社交行为方式已构成生活的框架，一旦拆除，岂能承受得了？

因此建议老年人要加强人际往来。体育锻炼不妨结伴而行，习字练画常找学友切磋，必要时还可搞搞观摩展览。这样自己一定能焕发学习的热情，增添生活的光彩。培根曾说：朋友有如健康。我们衷心希望每个人多一些朋友，多一些交往。

(16) 快乐仍需自己寻求

一个人为什么总乐不起来，应该在自身心理上找找原因，欢乐和痛苦往往都是自己找来的。

再好的生活条件，再高的地位或荣誉，并不意味着就是快乐。台湾作家三毛年仅48岁，饮誉海内外，可以说是功成名就，令人羡慕不已，可她却自感痛苦孤独而自杀身亡。因此我们说无论任何人，对任何事情，在任何地方都同时存在快乐与痛苦这一对矛盾，关键在于怎样认识对待，并作出正确的选择。

在别人看来，某老年人如今的生活条件、家庭状况等等就够令人满意的了，可他却常常处于难尽人意的烦恼之中。老朋友、老同志唠起嗑来，不是说起某某去见马克思了；就是谈到谁谁又犯病住院了；要不就愤愤谈起当前的不正之风如何如何，谁又利用职权干了些什么什么。自己想想，一见面就谈这些，能不让人伤感、生气和烦恼？为什么不能谈些令人高兴的事呢？要知道"生活中无处没有阳光"，一盘棋、一盆花、一场球、一篇稿，或者是新盖的活动室、新栽的小红松、新修的柏油路等等都可以令人心旷神怡，也可以作为愉快的话题。正如苏辙在《武昌九曲亭记》中所言："天下之乐无穷，而以适意为悦。"希望这个老人能赞同这个观点。

(17) 歉疚心理莫存有

某老人老伴去世多年，有心想再寻一伴侣，可总觉得心里忐忑不安，显然这是一种莫名的歉疚心理作怪。

他觉得妻子在世时恩恩爱爱，再婚似乎是对妻子的背叛，怕她"九泉之下难以瞑目"。然而妻子愈是对老人好，则愈盼望老人能获得幸福，如今她已不能照顾老人了，在天之灵会希望有一个合适的人代替她。我们相信，老人若能获得老来有伴的幸福，她一定会含笑九泉的。

老人的儿女思想开明，支持老人再婚，可以说老人是够幸运的了。可他却为自己设置了一道感情障碍，怕再婚对不起子女。可儿女又是多么希望他获得快乐啊。他的这种不安情绪反而给他们增加了精神负担，这才是真正对不起子女的一番苦心。

至于社会舆论，那纯属他的多虑。当今社会人们的观念正在发生巨大的变化，人们深深体会到旧的封建风俗给几代人造成的心灵创伤，如今整个社会舆论都在维护、保障老年人的合法权益，老年人的合理要求一定会得到亲朋好友及整个社会舆论的支持。

有位作家说："尽快拆除那些莫名的屏障，您的心胸会豁然开朗。"这正是该老人的当务之急。

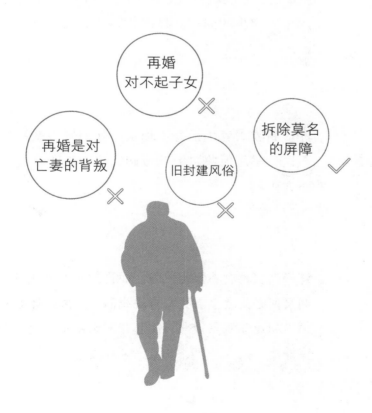

18 牢骚太盛防断肠

"牢骚太盛"是部分老人郁闷和烦躁的主要原因。本来这些老人的生活如同"芝麻开花节节高"，可是横向比较，看到许多"不务正业的暴发户""不学无术"的小青年，其收入大大超过了自己这位革命几十年的老干部，心理产生失衡，于是怨天尤人，牢骚满腹。古人云："天下岂能尽吾意，心境恬适即自由。"我们劝这些老干部不妨"网开几面"如何？

其一	目前社会分配不公现象依然存在，同时一些不法分子投机取巧，获取高利，但这些只是暂时现象，是深化改革逐步要解决的问题。我们若能从大局着想，从长久考虑，即会安然。

其二	许多高收入者生活并不稳定，他们则羡慕我们"风雨不误，旱涝保收"的铁饭碗，我们是否也会感到"适而为快"？

其三	许多高收入者不仅担风险，而且颠簸流离几多艰辛，我们又何必为之生嫉呢？再说我们一些离退休老同志从事第二职业拿双重报酬，比起在职干部不也是"平地青山屋外楼"么？

古人曰：凡遇不如意事，试取更甚者比之，烦恼即消慰也。

"坦然不以物伤性，有乐贫家即富翁。"人只有如此才能于任何境地保持惬意，适应于自己的生活轨道。正如世人所言：享受你自己的生活，不要与他人相比。

19 心理相容 其乐无穷

我们所提倡的忍不是无原则的忍气吞声、委曲求全，而是作为一种心理品质去消气化郁、宽容待人、坚韧于事。受委屈可说是最难忍受的，也必须通过忍求得心理平衡，相信事物终会清白，并通过适当方式寻求理解。若受到无辜的污辱，则也要忍得下才能有理、有利、有节地去斗争，当对方悔悟之时，又能宽大为怀。而一味委屈退让，反而于事无补。至于家庭的摩擦、同志间的磕磕碰碰，只有相互容忍才能大事化小、小事化了。有一位老同志说得好：平心静心不烦心何等松心，息事宁事不生事自然无事。

这就是说人与人之间要多点谦让、多点沟通、多点相容，才能享受到心理上的愉悦。即使那些无理之人，也会得到不同程度的感化。例如英国科学家法拉第曾受到老师戴维妒忌而未能参加皇家学会，可法拉第则平心静气地对人说："我相信戴维先生是决不会这样做的。"继而促成怨解。那么怎样理解"与人奋斗其乐无穷"呢？这本指现实政治抱负的斗争。假若我们在生活中整天与人相斗，还有何乐而言呢？因此说：心理相容，其乐无穷！

"气大伤身"，尤其对老同志是大忌，建议我们一些老年人无论何种形式的"忍"都要以"化忧排郁，于事有补"为原则。康德曾说：生气是拿别人的错误惩罚自己。我们决不能做这样的傻瓜。

20 性格影响健康

美国科学家1948年做过这样一个实验，他们将45名学生按不同个性分为三组：第一组的学生个性为谨慎、安静、知足；第二组为自觉、积极、开朗；第三组为情绪波动、急躁易怒、不太知足或不想知足。30年后，他们又对这45名当时的学生的健康状况进行了检查，发现第三组中的人患癌症、高血压、心脏病和精神失常的占77.3%。而第一组仅为25%，第二组为26.7%。这个实验充分证明了良好的性格对健康有益，性格缺陷严重地影响健康。

科学研究表明，不同的性格特征对疾病的发生、发展和预后都有影响。如情绪不稳定、紧张焦虑、固执己见者易患胃和十二指肠溃疡，且不易痊愈。约三分之一的恶性肿瘤患者有情绪抑郁和焦虑。女性偏头痛患者中，情绪不稳定型个性的人较为突出。系统性红斑狼疮患者中，内向型个性者多于非内向型个性者，不稳定型个性者多于稳定型个性者。由此可见，性格缺陷对人类健康是一个重大的障碍，必须引起重视。

有人认为性格是天生的，在人生的旅途中是无法改变的。而事实上并非如此，性格是接受于祖代的遗传，而又是在现实生活中不断改变、完善的过程。

培养良好的性格要从家庭做起，父母深深的爱是奠定儿童、青少年心理健康的基石。有父母的爱，才能培养孩子面对生活的信心和奋斗的勇气。缺乏父母之爱的孩子自然也缺乏被接纳的感觉，心理中也缺乏信心和奋斗的勇气，从而产生性格缺陷的现象，如孤僻、懦弱、敏感多疑、多愁善感、好生闷气等等。

对成人来说，改变性格是比较困难的，但考虑到对孩子的影响和对自己日后健康的原因，克服不良性格，努力调摄情绪，性格还是可以改变的。

〔21〕妒忌——心灵的肿瘤

一个人能敞开肺腑作自我剖析，可谓明智之举。诗人艾青曾说："妒忌——心灵的肿瘤。"也有人说，妒忌是把刀，刺伤的首先是自己。正如某人的自白："我常常因为别人在某方面强于自己而心烦意乱，仿佛受到强刺激而浑身不适。"心理医学已有结论：好妒忌者往往引起情绪紧张、压抑，导致高血压、冠心病的发作而伤身折寿。

客观地说，几乎没有人不曾体验过妒忌的滋味。人是在相互关联、相互比较的环境中生存的，常易"嫉生于不胜"和产生"攀比求同"的心理。对于心胸狭窄者，他就会成为妒忌的奴隶；对于豁达者，则能将妒忌转变为竞争意识。

某人是A型性格，所犯的错误正是"什么都想比别人高强"，这好比自找一块石头永远压在心头。心理学认为，人的成功取决于三个因素：素质、勤奋、机遇。尽管自认素质和努力兼备，但机遇却不是能强求的。不如他的同事成就高，也不如邻居搞经营活动生财有道，这里都有机遇因素，应该承认这种阴差阳错和千差万别。

妒忌之源乃是名利。古人言："炎凉之态，富贵更甚于贫贱；妒忌之心，骨肉尤狠于外人。"历史上演出多少兄弟阋墙、杀父戟子的悲剧，究其原因都是名利之祸，妒忌之灾。因此"求事功而淡化名利"才是求得心理平衡的钥匙，只有"我行我素，顺其自然"，才能"随遇而安，万事皆乐"而福寿绵长。

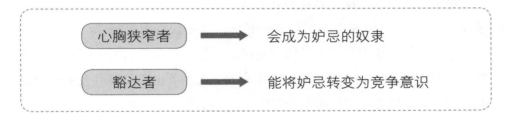

22 握住情绪的缰绳

今年是某同志退休后过的第一个春节。由于情绪上的不安和沮丧，竟使他沉迷于麻将桌而不能自拔，为追求那种"小来小去的刺激"，常常一坐就是十余小时，甚至通宵达旦，严重影响了身心健康。值得庆幸的是，他终能反躬自省，并关注起自己心理健康的问题了。

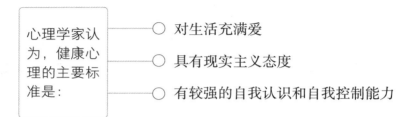

心理学家认为，健康心理的主要标准是：

○ 对生活充满爱

○ 具有现实主义态度

○ 有较强的自我认识和自我控制能力

他触景生情所产生的沮丧心理正是缺少现实主义态度，其实"门庭若市"和"门可罗雀"对他都有利弊，应该有"此一时，彼一时"的心理准备。而沉迷于麻将桌不能自拔也如嗜酒者不能随时停下来一样，都属于一种心理障碍。一个心理健康者，必须善于用理智驾驭自己的情感，控制自己的行为。

西医学认为：心理老化要比生理老化对人体衰老的影响更大，人的情绪既可成为健康的推动力，又可成为破坏因素。古人云"天地不可一日无和气，人心不可一日无喜神"即谓此理。

要保持良好的情绪，则需要寻求积极的精神刺激。一位八旬老翁曾给《打破孤独》一书作者王兴华写了一封信，这位获得国家特殊贡献奖的科学工作者也曾一度因挫折而苦恼，他读了《打破孤独》后大为振奋，说比吃了一剂冠心苏合丸还舒心，并感慨地说，人老了也需要读点人生哲理之类的书！看来继续学习的确是调解情绪的一剂良药，很值得人们参考。

老年人精神生活健康指南（第三版）

(23) 养成规律的生活习惯

我也曾跟有的人诅咒的一样：该死的神经衰弱！那种在黑暗中眼巴巴难眠的折磨，工作中昏沉沉欲睡的苦恼，的确令人不堪忍受。

神经衰弱属心理疾病，与人的性格和生活习惯休戚相关。某些人一贯对自己求全责备，大脑总处于紧张状态，遇事总爱反复沉思冥想，既不善于放松调节，又不善于疏导消化，这是引起他（她）神经衰弱的主要原因。

古人云：成功之道，赢缩之宝。他（她）想在有生之年为社会多创造些财富是可取的，但干任何事情若没有节制，则会事与愿违。神经衰弱带来的不仅是痛苦并影响工作，而且会促发各种疾患而损寿。假若我们因此而少活10年，"名与身敦亲，得与亡敦病？"乃算知而明也。

如今某同志退休了，则更有条件进行自我调节。有规律的生活可使大脑的活动形成一种动力定型。工作即工作，休息则休息，吃饭要吃香，睡觉学催眠。多参加体育活动也是调节大脑功能的有效办法，太极拳、气功、散步等都能改善神经系统。再就是老年人一定要改掉睡前喝茶或咖啡的习惯，不妨改喝一杯糖水。最好能坚持睡前用热水泡泡脚。

"一张一弛，文武之道"。相信自己会通过自我调节并取得成功。

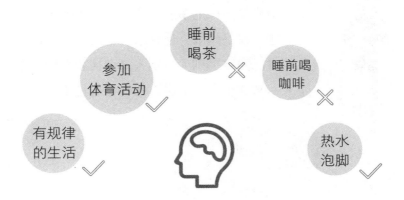

24 举起希望的火炬

近来有的老人常"对酒当歌",感叹"人生几何",很能理解他想找几个知己聊一聊的祈愿。

应该承认他的感叹无外乎两点:一是"人去楼空"的失落,二是"人老珠黄"的自卑。我们以为他戎马一生,建立了丰功伟业,脚踏实地立下人生第一阶段的里程碑,不仅不该感到失落,还应感到自豪;而人生的二度青春才刚刚开始,又何以自卑?从科学角度讲,人的身体衰老应在心理衰老之前,他是否予以倒置?宋代苏轼45岁时曾感叹"人生如梦",但他终究有悟而诗:"谁道人生无再少,门前流水尚能西。"

77岁的周而复先生以《谁道人生无再少》为题,表达了他"老骥伏枥,志在千里"的胸怀;110岁的老人苏局仙则诗言志:为民服务即慈悲,佛法原来不堕空;画家朱屺瞻百岁入党,还提出"百岁变法"的主张。看来今人与古人确不能同日而语。正如世人言:70今不稀,80多来兮,90不稀奇。

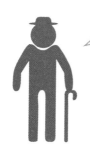

有句格言说:播种一个希望,就会收获一种人生。希望则是坚固的手杖,会帮人们迈向永恒。我们的人生不仅是蜡烛,还是永不熄灭的火炬,当我们燃烧自己照亮了别人,别人又会接着燃烧再去照亮别人。从这个意义上讲人的生命也是永恒的。

[25] 永不放弃追寻梦想

一位双手残疾年逾古稀的离休干部段明哲。他在十年浩劫中失去了双手，却靠顽强的意志练就绝妙的臂书。他用双臂飞笔为我们书写了美好的祝愿，假若我们能看到那刚劲有力的字迹，看到那热情洋溢充满幸福感的面容，也许我们会觉得已经找到了摆脱精神苦恼的答案。

另一位和段明哲一样的老人，都有人生之不幸。可是双腿残疾、文化程度低并没有湮灭他对美的追求，对诗歌的爱。他也曾是生活的强者，拖着残腿还开了一个食杂店，尽管不掺假、不压秤没赚多少钱，可是却赚来了心灵的充实。如今他彻底休闲起来，怎么会感到空虚呢？

我想他年轻时一定读过《钢铁是怎样炼成的》，严重残疾的保尔之所以能感到生活幸福、充实，是因为保尔有了追寻的目标，重新找到了自身的价值。保尔说：“人的一生可能燃烧也可能腐朽，而我需要燃烧。”作为一个残疾人，如要很好的生活也要反映出这种愿望——燃烧！那么自己必须重新振作起来，去追寻一个适合自己的目标，即使平凡的、微不足道的小事，只要认真地投入，就会成为愉快和充实的源泉。

当然做任何事情对这位64岁的残疾人来说都是极其艰难的，然而快乐往往就存在于艰难和意志之中。法国作家阿兰在《幸福论》中说：“乐观主义是意志所产生的，厌世主义则是放弃了奋斗精神。”那么我们诚挚地祝愿这位老人：为做一个生活的强者而永不放弃追求！

一个适合
自己的目标
＋
认真地投入
＝
愉快和充实
的源泉

26 离开忧虑的摇椅

　　某同志口口声声说生活没意思，究竟是生活有负于他，还是他缺少生活的理智和勇气？他说自己也想排除烦恼，可是烦恼总是找上门来。要知道烦恼也是个"欺软怕硬"的东西，你越没有勇气驱除它，它就越肆无忌惮地欺负你。他妻子多病，自己身体也不适，的确给生活带来一定的困扰。如果自己把生活中的困难都当作烦恼，那么自己的一生就只能在"没意思"的苦海中游泳了。他爱他的妻子，不能仅仅为妻子的痛苦而痛苦，而应品尝并表现出为所爱的人尽职尽责的愉快和轻松，这是对妻子的安慰，也是自我心灵的解脱。

　　他退休前就是音乐和书法爱好者，如今却毫无兴趣，似乎爱好既没有给他带来实惠，又不能解决实际问题。试想那么多人上老年大学学书法绘画等等，难道是为了获得实惠吗？不过是为了精神快乐，这同他要花钱买电视几乎同出一理。遗憾的是他却将现成的"快乐"置之不理。再说生病的妻子若能听到他的歌声，又会是多么快乐，难道不也是一剂良药吗？

　　弗洛伊德的心理分析法，指出人的无意识领域存在许多心理冲突，造成心理障碍，如果不进行自我调节，还会转化为生理疾病，反过来又会加剧心理障碍，形成恶性循环。当病人知道自己患了癌症，病情急速恶化的原因即在于此。因此希望这位同志对待任何困扰，都能抱着"既来之，则安之"的态度，不要忘记"忧虑像一把摇椅，不可能使你前进一步。"

27 人格的魅力是永恒的

光阴荏苒，一晃我们就进入老年了——也许还没来得及掐算功过得失，思酌是非荣辱；带着无言的遗憾，带着对峥嵘岁月的眷恋。为此我们不时回忆以往生活的那种激情，那种甜蜜，感到一种满足、一种美。这种"回归"不用担心，是一种正常的心理反应，它往往会激发我们的自豪感和荣誉感，从而对现实生活充满信心。

然而我们不可能依靠幻觉生活，终归要回到现实中来。应该承认自己的确是老了，思维和记忆都不如从前；也要承认"人走茶凉"等现象的存在。这样才能面对现实，既不可消极，又要学会"韬光养晦"。不顾体力和精力争强好胜，一如既往的精神是可嘉的，但往往会由于心有余而力不足导致精神挫伤。心理学家的实验表明，一个人的期望值若超过实际可能，就会产生消极情绪，而把现实看得黯然无光，于是一味沉湎于过去，唏嘘感伤导致精神萎靡。这种"回归"就成了一种心理障碍。排除心理障碍，正确对待社会角色的变化和削弱也是对人格的一种考验。人虽然老了，但人格的魅力却可以保持终身。我们的自尊、能力和勇气照样可以在退休后的行为中充分表现出来，只是方式不同而已。希望一位哲人的话对我们有所启示：一个人的名誉地位是别人对他的看法，只有个性才是他真正的面目。

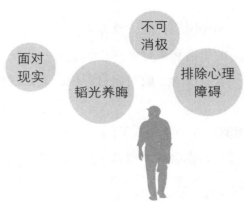

（28） 古稀今不稀　心老才可悲

新春良宵，阖家团聚，欢庆之余古稀老人却有几分感伤："羊年吾已古稀，来日不多矣！"他以此为叹差矣。

其一　"人活七十古来稀"早已成为历史，如今人均年龄即有超过70，别说80不为奇，就是百岁老人也比比皆是。英国学者罗素80高龄开始撰写小说，享年98岁。我国寿星苏局仙108岁时仍躬耕不辍。凭该老人的身体状况，若注意养生之道，那么再活几十年又何尝不能呢。

其二　现代心理学者提出"毕生发展观"，认为人的整个一生都在发展之中。我国古代有"乐天知命"之说，孔子则曰"七十则随心所欲不逾距"，该老人正是"乐天知命，随心所欲"的年龄，更应谙熟事物发展之规律，更能领会"自悲乃是一种狭隘意识"，更能懂得"身老不足虑，心老才可悲"的道理。

其三　如今国家兴旺、事业发达，为老年人提供了愈来愈好的生活和医疗条件。该老人一生又奉献累累，现在仍老有所为，面对满目春色，又何以自悲呢？

"年年岁岁花相似，岁岁年年人不同。"该老人写的这副春联正表明心迹，相信他进入古稀后，也会展示出新的变化、新的风采！

〔29〕莫为羡慕而烦恼

相互羡慕也可说是社会生活中一种较为普遍的心理。有的人羡慕人家成了大款，羡慕人家在麻将桌上搓春秋，活得蛮轻松；可别人也羡慕他学有所成，名人辞典上有他的名字，每天"灯下漫笔"好不雅兴。

我们的确无法阻止人们去羡慕，也不能全盘去否定羡慕。羡慕有它积极一面，并创造了许多社会文明。人们羡慕鸟，才制造了飞机；羡慕鱼，才有了轮船。没有羡慕，生活就会缺少生机。但是我们又要承认，羡慕时常表现为一种心理障碍，歪曲了生活的真实，使人总觉得别人的一切比自己好，"这山望着那山高"就是这种心态的写照。尼克松没当美国总统的时候，听了肯尼迪的就职演说，说他最羡慕的就是就职演说的开头"我庄严地宣誓……"然而他当上总统后，则说最羡慕的是田园生活。

我们千万莫要背着羡慕的十字架，去羡慕不该羡慕的空虚，把羡慕变成一种想入非非的嗟叹，一种不现实的妄想。庶民羡慕皇帝的高贵奢华，皇帝则羡慕庶民的无拘无束；还有人羡慕出家和尚，远离尘世、消闲自在，却没有想到和尚也会感到生活单调乏味，羡慕尘世的繁华。希望人们尽快摆脱因羡慕而带来的苦恼，快乐自在地生活吧。

〔30〕何必太计较

在"新春快乐、健康长寿"的祝词中，某老人度过了"六六大顺"的生日，有多少老人投来钦羡的眼光。然而他却提出：我为什么总是乐不起来？我们的诊断是：牢骚太盛气量太小。

因为6岁的孙子说了几句不中听的话，他也较真，怀疑是大人在挑唆；因为侄子春节没来看他，竟生了好几天闷气，也没问问什么原因。诗人海涅有首诗：

世界上没有完美的事
蔷薇花总是有刺
最好的酒常带木桶的味道
太阳里也会有黑点

的确，倘若我们在生活中过多地计较，就很难有快活的时候了。

尤其当老人心脏不好时，最忌耿耿于怀。美国医学家威廉斯曾对255名职员追踪调查，发现牢骚满腹的人有90%患过心肌梗死。因此，老人想要健康、快活、长寿，就得敞亮一些，不妨多唱唱"快活歌"。

不快乐就是不满意，对周围的一切包括自己总带有一股怨气，其实这就是想不开。孔子能做到"四十而不惑"，我们为什么不能？别忘了培养自己排忧化郁的本领，不顺心时，别任其发展，要么控制，要么树根"避雷针"。有句格言说："把烦恼告诉别人，可以减少一半痛苦，把喜悦告诉别人，可增加一倍快乐。"老人们不妨也试试。

〔31〕多一点幽默

我们建议老年朋友放松、放松、再放松些，让生活中多一点幽默，多一点笑声。也许有的人认为"江山易改、本性难移"，其实只要真正认识到个性中的弱点已成为生活中的危害，自己自然会产生"本性可移"的人格力量。有一位老编辑本来很爱生气，当他意识到生气对自己的冠心病构成了威胁，就自觉地加以克制，使个性得到很大改善。美国有位一向古板严肃的工程师，每星期都要去看一次幽默大师卓别林，在那里他竟有了孩子般的笑声。

○ 幽默会帮老年人克服性格古板、拘谨、情绪压抑的毛病，同时还有祛病强身之功效。我国清代有一县令，整日郁郁寡欢，食不甘味，日渐消瘦，服药无效。后来他求治于一位名医，名医探明病情，一本正经地说："你乃是月经失调。"县令啼笑皆非，拂袖而去。尔后他逢人便讲此事，随之捧腹大笑，没想到不久病真的渐渐好转，这才恍然大悟。名医后来告诉他：心病仍需心药医，没有比笑声更好的药了。

○ 幽默同笑有不解之缘，能帮老人消除紧张心理，改善睡眠和食欲，还能协调人际关系，为老人的生活带来和谐。哲学家苏格拉底曾有一次遭到夫人的责怪并被浇成"落汤鸡"，可他却笑着说："我就知道，打雷以后一定会下雨的。"一场家庭纠纷竟在幽默中平息了。

难怪一位哲人说：幽默是一种美德，也是智慧的表现。愿我们在生活中也学会一点幽默。

(32) 心理年龄减去一旬

我们建议花甲老人不妨把心理年龄减去一旬，按照50岁时的心境及行为方式生活，这并非是"天方夜谭"，而是完全可能做到并对身心有益的尝试。

一位哲人说：千万不要把皱纹写在心上。要防止衰老，首先要"精神年轻化"。许多耄耋老人，看起来青春长驻；而有些人刚过不惑之年，却老气横秋，则都和心理年龄有关。人对生理年龄虽然无可奈何，却可以在实质上与心理年龄同步。那么将年龄在心理上减去一旬，自己将会重新变得年轻，获得朝气与活力。

首先要学会"加法"	对生活中的事物多增加一些兴趣。不要认定生活就是千篇一律，身边的一切普通事物都可能其乐无穷。美国博物学家殷格利珠，60多岁仍对一切兴味不减。他旅行不坐汽车，一路仔细观察各种草、灌木以及化石和岩穴，甚至用整个下午观赏一只跳跃不停的蜘蛛，新的兴趣不断给他快乐，使他年轻。
其次要学会"减法"	把生活中感到负担或压抑的事情都减去，什么忧愁烦恼、繁文缛节、屈辱幽怨通通甩掉。莫言老、莫畏病，别认为老年人就是思想迟钝、疾病缠身。畏病者常会无病变有病，小病变大病。"减法"的功效会使人们感到轻松而愉快。

33 填平心理的"代沟"

有位老人，一次与儿子争吵得面红耳赤，甚至出言不逊，这绝非明智之举。《左传》中说："教子以义方，弗纳于邪。"孩子是父母行为之镜，自己的梦还须自己圆。

"代沟"的阴影使老人惶惑，其实大可不必"谈虎色变"。"代沟"只不过是两代人在思想、感情、兴趣、习惯等方面的差异，并不是不可逾越的障碍、不能弥合的心理裂痕。俗话说"知子者莫若父"，两辈人之间完全可以求同存异，达到心理相容。老人的儿子尽管脾气、性格有些特别，但老人不能光注意他消极的一面，而应发现他顺应社会进步积极可取的一面。而老人自己，最好也能"吾日三省吾身"，检查认识自己固执、保守等等弱点。

实事求是地讲，这次父子争吵诱因在于老人。由于健忘症老人将500元钱不知搁置何处，竟怀疑是儿子拿了。老人总想竭力保持自己的尊严，却常常忽略儿子也有自尊。他顶撞了老人可以说是在维护自己的自尊，这是当代青年一种自立意识的反映。这样说也许老人会有反感，因为老人的"父为子纲""养儿防老"等旧观念仍在作怪，而没有认识到父子在人格上是平等的。倘若老人总躺在养儿育女的功劳簿上期待回报，最易引起两代人之间的心理隔阂；相反，若把养儿育女只看作是一种社会责任，就自然会做到"清气澄余怒，豁然心里明"了。

34 请老人莫言老

有的老人在豆蔻年华就叱咤风云，这的确是值得回味的。50年后饱经风霜的老人理应感到自豪、充实和满足，实不该口口声声呼叹：老了，老了！

有人说"人生的过去是个梦，未来是个希望"，追寻逝去的梦是为了给希望之火添薪，让生命的火炬越烧越旺。早在两千多年前孔子就提出"50知天命，60耳顺，70不逾矩"，50~70岁为人的成熟期；而今在日本，60~70岁的人已不被称为"老年阶段"，而称作"实龄阶段"。随着社会的发展，如今"老"字的概念已被推迟了10年有余，岁月年轮的增长不再和衰老为伴。

许多研究者认为，人到老年会获得更大的幸福感：

- 孩子们已成家立业，社会不会再指责老人对他们缺少关心。

- 老人有了充实的生活基础，又有了更多抉择的自由，可以充分培养自己的个性，使之内心需要和外部环境更加协调一致。

- 老人摆脱了激烈的竞争，却又能漫步人生未开发的75%~80%的智能广场。谁说老年人停止了发展，其生命之火有着更特殊的魅力！

美国的百岁老人哈里·利伯曼是在退休后学画而成为著名画家的，他把自己的全部热情倾注到笔端，他说：我想告诉那些70、80、90岁以为自己老了的人，别总想你已经多大年纪，只去想你获得的新的成功。

一位哲人说得好："我们这一代最伟大的发现是，凡能变更心境者就能变更生活。"希望老人莫再言老。

35 放下因袭的重担

有一位老人苦于难以自得其乐，是因为因袭的担子太重了——总觉得自己对不起亡妻，对不起子女。有人说"天下最痛苦者莫过于内疚在心的人"，他一味自责，还能有什么快乐而言呢。

的确，旧的传统观念仍沉重地压在这一代老人身上，似乎人活着就是为了养儿育女，自己怎样生活得快乐压根就没想过。

俗话说："儿孙自有儿孙福、莫为儿孙做马牛。"老年人如今虽然在经济上不再负担子女，可精神上仍在为他们"做马牛"。孩子们早已成家立业，自己本应早就卸去担子。至于他们小时候受苦，那是当时那个时代造成的，责任并不在老年人；而再婚，那是生活的需要，是自己的合法权益，无可指责。假若孩子们因此而疏远自己，那是他们的无理。即使自己曾有对不起他们的地方，作为子女也应谅解为怀，我们相信他们也终能认识到这一点的。

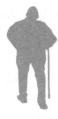

有位哲人说："生活本身既不是祸，也不是福，它是祸福的容器，就看你自己把它变成什么。"老年人若放下包袱，就会发现快乐也就在自己身边，关键在是否去认识和寻求。

36 花钱买开心

全家人的一趟野游，足足花了几百元。孙孙们玩得很开心，子女们说是够刺激，丈夫觉得有意思，只有其妻在心疼不已：一天花这么多钱，足够一个月的生活费了！我们劝她千万莫再唠叨，多多理解一点儿女的心意：只要老人快乐，孩子开心，花多少钱，值！

美国的弗兰克夫妇5个孩子，生活很拮据，可他们全家每逢假日都要去滑雪，为此全家人购置了7套滑雪衫、滑雪板、长靴和撑杆，再加上每次都要付不少的车马费，邻居说他们疯了。可他们都觉得非常快活，而今已经成家的孩子对人说：那是我一生最快乐的时刻。

的确，正如古人言"乐莫善于适意"。两位老人平日省吃俭用把攒了几年的钱，分成几个红包，馈赠儿媳和女儿。此时此刻，他们不也品尝了一种莫大的开心么。而他们感到"适意"的原因则是，显示了做老人的"价值"。她的丈夫酷爱集邮，常常不惜高价购买整套的邮票，当他把邮票小心翼翼地置于集邮册中，对于他的这种开心，她又怎会忍心恶语相加呢？

真乃是"天下之乐无穷，而以适意为悦"。只是这种"适意"也须有一点科学分析，有些老人打年轻起就"攒钱备荒"，终其一生。有一位孤寡老太，平日舍不得吃一顿像样的饭菜、花一分零用钱，在她过世时，却从衣服中发现一个存有9000多元的存折。

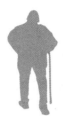

"俯仰终宇宙，不乐复何如？"这是陶渊明的感叹。然而快乐也是需要报酬的，若能花点钱买来真正的开心，请老年人莫再犹豫。

37 顺其变以节哀

我们对一位老妇"梧桐半死清霜后，头白鸳鸯失伴飞"的悲苦心境深表同情。但她陷入悲痛而不能自拔，乃至"肝肠寸寸断，万念节节灰"，则不令人赞同了——这是由于悲伤、空虚、迷茫加之偏执而造成的心理危机。

她似乎觉得唯有此才能表达她对丈夫的忠诚，才能对得起相濡以沫、患难与共几十年的夫君。为此老妇"断肠夜夜减清辉"，两个月的时光就变得憔悴不堪，而令亲人担忧，老妇为什么不替活着的人也想想呢？她叹息丈夫刚入花甲就离去而不停地自责，甚至对同志、朋友乃至父母儿女都冷漠起来。要知道自己丈夫在病中，组织、同志、亲友包括老妇自己，都竭尽全力，老妇的这种态度是会令人伤心的。老妇丈夫在天之灵也会感到难过而遗憾，他不会愿意自己的妻子这般懦弱、这般狭隘，甚至会大喝一声：难道你将我的遗愿，将事业理想、父母子孙都抛置一边？

她是党培养多年的老干部，更应懂得"自重、自知、自制"，正视无法挽回的事实，多考虑今后才是。怎能"物是人非事事休"呢？我们劝老妇不妨改变一下环境去调整心灵的琴弦，或尽早投入新的学习、工作中去移情怡性。唐代韩愈曾言："顺其变以节哀，故存者不至于伤生，逝者不至于甚痛。"望老妇斟酌。

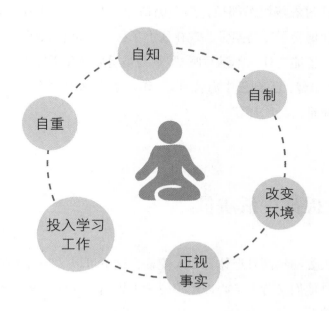

38 退一步天宽地阔

我们看到一些资历、能力及工作态度不如自己的人，待遇却比自己高，甚感恼火是可以理解的。"知退一步之法，加让三分之功"则是一剂消火的偏方。

大千世界纷纭繁复，阴差阳错难免会产生一些不公平合理的现象。假如我们陷入"一提起就恼火"的苦海不能自拔，就等于让这种"不公平"变本加厉，会变得"更不公平"。古人云：福祸苦乐，一念之差。人之际遇有顺也有不顺，孰又能使己独顺？因此"要以我转物，勿以物役我"，这才是睿智者。退一步想，我们当年参加革命、努力工作也并非为了待遇，陶醉于工作也使自己享受到人生的欢悦。如今我们的烦恼只是在"现实比较"

中才产生的，若想想那些处境还不如自己的同事，那些牺牲在战场或冤死在政治风云中的伙伴们，我们是否也会在比较中获得心理平衡呢？

在北大荒农场有一位年近花甲的老干部科长，20世纪50年代在部队就是上尉，还任过农场组织部长，如今仍精神奕奕、热情工作。他说："想当年垦荒时住地窖子、马架子，现在住上了楼房，再想想那些条件还不如我的老战友，还能有什么不满意吗？"真乃是退后一步天宽地阔。有诗曰："鸟飞天外水如镜，人到云中海似杯。"作家雨果则说得更好："世上比天空更宽阔的应是人的胸怀！"

39 提高生活质量

有一对夫妻同年同月退休真令人羡慕，这下可以"卸去重担同逍遥"了，遗憾的是他们又背上了心理负担——不想当"保姆"又于心不忍，想出去旅游又怕花钱。

看来，这代老人因袭的重担实在太沉了！现在青年人有句时髦的话，提高生活质量。

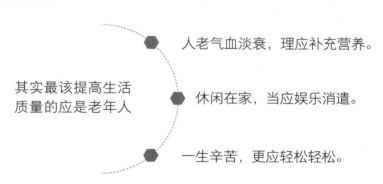

其实最该提高生活质量的应是老年人

- 人老气血淡衰，理应补充营养。
- 休闲在家，当应娱乐消遣。
- 一生辛苦，更应轻松轻松。

然而受传统旧观念的束缚，老人一生除工作事业、养儿育孙之外，几乎没有别的乐趣。看到这对夫妻心态的变化，遗憾之余倒有几分欣慰。只是他们为何不敢再大胆迈出一步呢？想吃什么，想穿什么，想到哪里玩玩，何必犹豫。古人云：人生福境皆念想而成。为什么40元钱的麻纱衬衫舍不得买，却舍得花几十元给孙孙买大玩具呢？

如今的时代，老年人既不必像陶渊明那样以弹无弦琴自娱，也不用像西方老人因退休收入大减而担忧。某期刊"聊天站"，秦谷星老人用一年的讲课费给老伴买了枚金戒指，换来会心的一笑，就很值得。那种苛刻自己一味攒钱，为在弥留之际捧上一纸遗嘱的做法实在是一种悲剧。"江东风光不借人，枉杀落花空自春。"望他俩能如陶潜所示："寓形宇内复几时，曷不委心任去留！"

40 赠老年人"一剂良药"

我认为老年人的危机不在于多病，而在于病的副产品——情绪压抑。光注重药物治疗，忽略精神治疗，这正是老年人的心理误区。心理神经免疫学是当前各国专家注重的课题，并已经证实人的精神会对人体免疫功能起到抑制或加强作用，揭示了心理疗法对癌症等慢性疾病等所具有的独特功效。

前不久，哈尔滨市50位练郭林气功受益的癌症患者集聚一堂，从他们的音容笑貌、言谈举止之中，看出他们战胜癌魔不仅得益于气功本身，同时与他们豁达乐观的性格有关。他们通过练功增强了生活的信心，强化了免疫功能，这也可说是心理疗法的胜利吧。

据说日本有家医院，住满了病入膏肓的病人。有一次，一位护士的话引得医生捧腹，病人们也跟着大笑起来，事后经检查发现病人的病情都有所好转。于是医生便经常用不同方式引逗病人发笑，一个月后竟有不少病人出院了。化学家法拉第据说年轻时曾患过严重的神经衰弱，久治不愈，后遇一医生对他说："一个小丑进城，胜过一打医生。"法拉第受到启发后，常去看滑稽戏和喜剧，并和观众同笑不已，不久他的病也好了。

难怪中国有句俗话"笑一笑，十年少"，这正是我们赠给老年人的一剂良药。心理医学认为，笑不仅可以散发心中抑郁，同时能增进食欲、改善睡眠、减轻疼痛、调解心肺功能。老年人若不信，每天开怀笑它15分钟，看看感受如何？

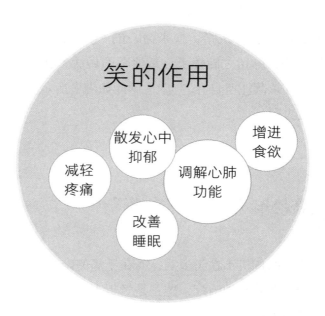

⌜41⌟ 生命不息　活动不止

　　某位老人所说的疲劳感也是一种衰老感，是由于生理功能失调而引起的心理反应。其原因正如他所言，退休以后过着"水来伸手、饭来张口、锹镐不动"的"舒适"生活，恰恰是这种停滞、怠惰的生活加速了人的衰老。

　　俗话说"生命在于运动"。整日闲坐，人体各器官的功能就会下降，体力也自然减退而感到疲乏。一般人过去体力尚好，但人的体力是无法永久储存的，即使是运动员在停止活动后，体力也会衰退，这如同知识的积累，需要时时补充。人只有不断活动，才能加强改善各生理功能，调解神经功能，使人保持良好的心境而充满朝气。有人曾为80名每天打太极拳的老人检查身体，发现其发病率是不参加活动的同龄老人的一半，而生理年龄和心理年龄则相差10年有余。

因此我们建议老年人一定要改变"饱食终日，无所事事"的现状，继续参加一些力所能及的劳作，除在社会上开辟新的活动天地外，还应培养对家务劳动的兴趣，自己的疲劳感反会消遁。

"生命不息，活动不止。"望所有老年人千万记住这句至理名言。

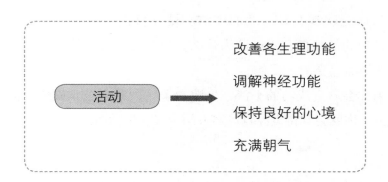

⸤42⸥学会欣赏　人际和谐

人与人之间的理解很重要，理解使人际关系融洽，但更重要的是要学会欣赏，欣赏使人际关系和谐，而和谐就是美。

生活中，我们常常会看到，有人在背后议论别人的不是，或是看不惯别人的这个那个，其实是他（她）不善于观察世界。

大江澎湃，宽阔粗犷；小溪虽小，却清澈晶莹。会欣赏的人，就会品出小溪与大江别样的美。

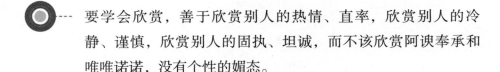

要学会欣赏，善于欣赏别人的热情、直率，欣赏别人的冷静、谨慎，欣赏别人的固执、坦诚，而不该欣赏阿谀奉承和唯唯诺诺，没有个性的媚态。

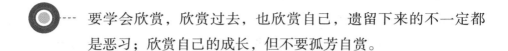

要学会欣赏，欣赏过去，也欣赏自己，遗留下来的不一定都是恶习；欣赏自己的成长，但不要孤芳自赏。

理解需要智慧，欣赏只需要一颗宽容的爱心。人间的事千千万，世上的人万万千。只要存在，就会有差异，就会有存在的价值，不一定全部理解，也不可能全部理解，但要学会欣赏。

如果你能欣赏春日玉兰的纯洁、夏日荷花的清香、秋日菊花的多姿、冬日梅花的孤傲，不必问为什么，只要会欣赏，就会有如酷暑中忽遇沁人的清凉感受。

如果你会欣赏成功的平淡，失败的泰然，那么是非成败恰似一江春水东流去，你就会觉得世界宽广、人间美好、生活潇洒。

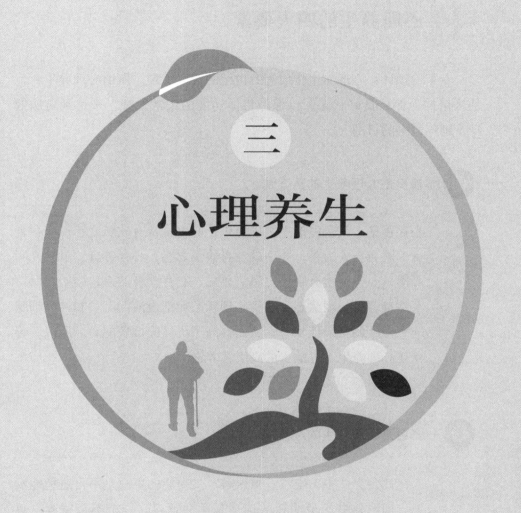

三

心理养生

1 心理养生的四大要素

专家曾预计：心理养生将成为21世纪的健康主题。所谓心理养生，就是从精神上保持良好状态，以保障机体功能的正常发挥，来达到防病健身、延年益寿的目的。

 善良是心理养生的营养素

心存善良，就会以他人之乐为乐，心中就常有欣慰之感；心存善良，就会与人为善，心中就常有愉悦之感；心存善良，就会光明磊落，心中就常有轻松之感。总之，心存善良的人，会始终保持泰然自若的心理状态，这种心理状态能把血液的流量和神经细胞的兴奋度调至最佳状态，从而提高了机体的抗病能力。所以，善良是心理养生不可缺少的高级营养素。

 宽容是心理养生的调节阀

人在社会交往中，吃亏、被误解、受委屈的事总是不可避免地发生。面对这些，最明智的选择是学会宽容。一个不会宽容、只知苛求别人的人，其心理往往处于紧张状态，从而导致神经兴奋、血管收缩、血压升高，使心理、生理进入恶性循环。学会宽容就会严于律己，宽以待人，这就等于给自己的心理安上了调节阀。

···乐观是心理养生的不老丹

乐观是一种积极向上的性格和心境，它可以激发人的活力，而悲观则是一种消极颓废的性格和心境，它使人悲伤、烦恼、痛苦，在困难面前一筹莫展，影响身心健康。

 ···淡泊是心理养生的免疫剂

清末张之洞的养生名联说："无求便是安心法。"当代著名作家冰心也认为"人到无求品自高"。这说明，有了淡泊的心态，就不会对身外之物得而大喜，失而大悲；就不会对世事他人牢骚满腹，攀比嫉妒。淡泊的心态使人始终处于平和的状态，保持一颗平常心，一切有损身心健康的因素，都将被击退。

② 养生有三"度"

颐养天年，也有不同的档次和境界，窃以为大致可以分为如下三"度"。

苦度 ＞ 孔子称赞颜回曰："一箪食，一瓢饮，居陋巷，人不堪忧，回也不改其乐也！"这种安贫乐道，能从清贫的生活中发现和找到生活乐趣，无疑体现出了很高的精神境界，但一般人很难做到，往往是不得已而为之。在当今的社会中，尚有少数生活贫困者，处于这一群体中的老人，此乃最宜效尤矣！若能把它从不得已而为之化为自觉自愿而为之的颐养观念，则无疑大有利于健康长寿。

安度 > 老有所养，老有所医，衣食不愁，儿女们还算孝顺，这是大多数退休老人都能具备的条件，有了这些物质条件和精神条件，许多老年人就"知足常乐"起来了。于是，人们就在自我满足、自我陶醉中"安度"晚年也！然而，这种晚年生活绝不是美满的、高档的，因为现代医学的研究表明：安于现状，惯享清福，饱食终日而无所用心，恰恰是产生阿尔茨海默病、心脑血管病等老年性疾病的"温床"，乃长寿之大敌。

乐度 > 这是颐养天年的最高档次和境界。老年人在物质生活中的确应该提倡"知足常乐"，只要物质生活能有保障就应该知足了，但在精神追求方面则应以"不知足"为佳。俗话说："人争一口气，佛争一炉香"，人活在世上首先是要活得有点精气神儿的。如果能够老有所学、老有所为，保持"生命不息，学习不停，奋斗不止"的精神追求，则可达终生的"老有所乐"矣，这样的老人，实践证明往往都是最长寿的。

（3） 养生莫如养性

古人的长寿经验主张"养生莫如养性"。所谓"养性"，包括道德修养和精神修养，也包括理想、情操和其他精神生活。人的七情（喜、怒、忧、思、悲、恐、惊）不节，或不愉快的情绪，如愤怒、烦恼、焦急、害怕、沮丧、悲伤、不满、失望等，往往过分刺激人体的神经系统和内分泌腺，有害健康。

另一种是愉快的情绪，包括希望、快乐、热忱、勇敢、恬静、宽容、好感、和悦等，它的刺激适度，不太强，也不太弱，对人的健康有利。

在我国医学的古典文献中，屡有论述调精益神、重视精神情志对延年益寿的影响以及对于养生的重要性。

● 《素问·上古天真论》说："恬淡虚无，真气从之，精神内守，病安从来。是以志闲而少欲，心安而不惧，形劳而不倦，气从以顺，各从其欲，皆得所愿……是以嗜欲不能劳其目，淫邪不能惑其心……所以能年皆百岁而动作不衰者，以其德全不危也。"要求人们情绪稳定，思想纯朴，做到心情清静，安然而无杂念和妄想。

● 《千金方》提出戒十二多宜十二少，如少怒、少忧、少悲、少思等。少思并不意味着连正常的脑力活动也不能进行，而是不要思虑过度。近代医学研究已证实，适当用脑，有延缓衰老的作用。

● 《医钞类编》曰："养心在凝神，神凝则气聚，气聚则形全。若日逐劳攘扰烦，神不守舍，则易于衰老。"说明过度的忧伤愤怒等情志变化，会导致脏腑气血功能的紊乱，影响健康，易生疾病，甚至早衰。

有人调查115例90岁以上的长寿老人，与以往其他地区调查所报道的长寿老人，均以性格开朗者居多。如能经常保持乐观、胸怀宽广、精安神得、情绪稳定，再配以适当的饮食调养和体育锻炼，就有可能推迟衰老，延年益寿。

推迟衰老，延年益寿

4 做到三乐　延年益寿

1 自娱取乐

　　"自娱取乐"是三乐中最重要的一乐，就是一般报刊上说的"自得其乐"。"自娱取乐"对老年人特别是在退休后能解除孤独、烦恼、忧闷等不良心理状态有良好的作用，使晚年的生活过得更丰富多彩，而经常保持愉快心情，更有利于健康长寿。

> ### 《卜算子·咏梅》
> #### 陆游
> 驿外断桥边，寂寞开无主。
> 已是黄昏独自愁，更着风和雨。
> 无意苦争春，一任群芳妒。
> 零落成泥碾作尘，只有香如故。

　　这首咏梅词，寥寥数笔，情景交融，用寂寞梅花寄托自己的孤寂的心情。我是最爱读这首词的，特别是在感到寂寞孤独时尤甚。我从小生长在大家庭中，个性又爱热闹，寂寞的处境对我来讲无疑像一剂苦药。

　　但是，近年来我什么都想开了，学着"自娱取乐"。在寂寞时，一个人读读书，练练书法，听听古典音乐，有时摆弄自己的摄影"杰作"。有一年有机会到美国参加佛罗里达大学主持召开的一个国际学术会议，会议结束后就想回国，我的子女们一定要留我多住几个月。我想，我今年已79岁了，以后也不一定有机会来美国了，所以我就住下了。可是，子女们也有他们自己的事业，整天忙着学习、工作，把我留在家里整天与三个月的小孙女做伴，她还不会讲话，我抱她，她总是对我傻笑。后来，我想出一个消磨时间的好办法，他家里订了不少报刊，我就开始剪报，把有关知识剪下来，分门别类地贴在本子上。如癌症与艾滋病，诗词、楹联、杂论、长寿与养生之道，摄影、旅游、花卉、书法、篆刻、逸趣、奇闻、小品、人物、文物、茶趣、食物与饮料、食疗、减肥、读书、信息、医药新知、抗衰老、戒烟、美容、古代自然科学家、睡眠、幽默、智慧语等等，不到两个月就整理了两大本。这些知识对日常身体保健都很有益。

老年人常爱在茶余饭后走街串巷，聚集聊天，这也是一种"自娱取乐"的消遣方法。

——○ 聊天促使人思索，可延缓大脑衰退，对健康十分有益。

——○ 要聊天就要脑、口、耳、目并用，有时还要加上手势，这本身便是一种活动。

——○ 和别人聊天，除了增加乐趣外，还能增长知识。

——○ 聊天还能交换意见，解除心头之闷，摆脱激动、愤怒、委屈、忧郁、疑虑等情绪。

——○ 老年人怕孤独，聊天可增加接触更多的人的机会，甚至做里弄间失足青年的转化工作。往往老爷爷老奶奶讲的话，对失足青年有感化力，也为社会上做些好事。

——○ 聊天使老年生活丰富多彩，从而经常保持舒畅的心情。

2　知足常乐

要做到真正的"知足常乐"首先应该从生活俭朴做起，这是一种美德。当然，以物质享受为第一需要的人，这是万万做不到的，而且也是难以理解的。一位记者在访问英籍女作家韩素音女士时这样写道："她留一头灰白的短发，穿一身黑布连衣裙，蹬一双中国布鞋，没有化妆，不戴首饰……她和她的丈夫住在富有的瑞士洛桑，但没有自己的小汽车，出门坐公共汽车，她家没有电视机，更没有空调，却拿出钱来订阅了中、印、英、法、美五国报纸。"

"让我们的某些同胞听了这样的故事是难以想象的。像韩女士那样的名人，在那样的国度里，有一辆私人轿车是最起码的，宁可不订那些报纸，一台彩色电视机是必不可少的。"

韩素音对他说，瑞士人之所以喜欢她，是因为她俭朴，认为是一种美德，如果她挥霍，反而会被人瞧不起。其实岂止瑞士人喜欢她，她所受到的敬重是有目共睹的。人们敬重她的品德，对事业判断的准确性，不随波逐流，富有正义感，而这一切，都是源于她的刻苦学习，不倦地探索并提出新问题，研究、解决新问题。一句话，得力于她的好学、求知精神。而知识的积累及其丰富"养分"，反过来使她成为更高尚、更俭朴、更让人喜欢的人。

"知足常乐"的反面是"贪得无厌"。一般人在生活享受上要真正做到"知足常乐"是不容易的。而菲律宾前第一夫人伊美黛则完全受欲望支配，沦为欲望的奴隶而不能自拔。

我国著名书法家李叔同先生写过这样一副条幅"人到无求品自高"。先生传世的书法功底自不必说，就其条幅的内涵也异常深刻。

大千世界，凡人总会有所求，一无所求是不可能的。但"求"有高尚卑劣之分，品格自然亦泾渭分明。如人要生存"求"食、"求"穿、"求"住，这是最起码的"求"。但只"求"个人名利，损公肥私者必然心胸狭窄、患得患失，以至"有不虞之誉，有求全之毁"，最终成为品德低下的人。所以无数事实证明，人的品格高尚与否，无一不与他们追求的目标紧密相连。

在这个世界，没钱无法活下去，但钱是买不到快乐和幸福的。"君子爱财，取之有道。"这是圣人说的话，是一项为人处世的原则。那就是不取非分之财。我想，绝大部分有教养的老百姓都是这样做的。

3 助人为乐

多数老年人虽年过花甲，但身体尚健康，看上去红光满面，精神抖擞，不论男女都愿意发挥自己的"余热"。在一些大城市的马路上，我们常看到许多老人带着袖章，手执小旗，帮助维持交通秩序。电车、公共汽车站上，由于他们的认真管理，使上下车秩序井然。有的在里弄里做失足青年的转化工作，有的有技术的退休老人也找到自己能适应的工作，为社会多做贡献。这样，这些老年人从思想上消除了"夕阳无限好，只是近黄昏"的消极情绪，保持一种精神上的宽和状态，就不会受到老年病的侵袭，才能享有长寿的乐趣。

据美国《读者文摘》报道，美国密歇根大学调查中心流行病学家詹姆斯·豪斯和他的同事们，经过对2700人历时14年的观察研究发现，经常和别人在一起大大有利于益寿延年，对男人来说尤其如此。这种情形，不管种族、收入、体力活动或其他生活方式的因素如何，都是如此。

研究人员们分析这一现象的原因时说，合群、帮助别人可得到别人的感谢和喜爱，由此而产生的温暖，有助于使人消除精神紧张，而这种温暖的感觉可能来自内啡肽——脑部分泌的天然镇静剂。科学家们认为，做好事可能对人的免疫系统有益，心情和免疫系统是有密切关联的。

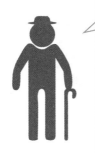

俄国文学家高尔基说："给"人永远比"拿"人快乐得多。老年人如果能根据自己的实际情况，力所能及地为社会和群众做些有益的事，真诚助人，既可得到群众的欢迎和爱戴，又可发挥自己的"余热"，继续为社会作贡献，而且还能看到自己的力量，从而使自己感到心满意足，这种心情无疑是有益于健康长寿的。

5 树立不畏老的生死观

2000多年前，我国著名哲学家、文学家庄子就认识到生死如同昼夜交替一样是不可避免的自然规律，他以古人"不知悦生，不知恶死"的生死观为训，在当时人平均寿命极低的情况下，能活到83岁，确实是不容易的。

老是最无可奈何的事，生未必是喜悦，老肯定会令人感到沮丧。

有些古稀之年的老人，虽然身体很健康，但也免不了有些畏老情绪，心里总有一种"夕阳无限好，只是近黄昏"的滋味，觉得自己老了，不久将退出"历史舞台"，因此出现忧虑、颓丧、惧怕、怯懦、贪求、嫉妒和憎恨等不良情绪，不仅加速老人的生理衰老，而且对心血管疾病患者有严重的影响。

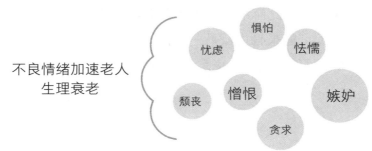

不良情绪加速老人生理衰老

首先要树立进取心，这是一种良好的心理状态。

有进取心的人，为了实现自己所向往的目标，对知识学而不
厌、对工作乐此不疲，脑子越用越灵、越用越有活力，从而使
大脑不易衰老。生活有节奏，而且不会为日常生活中一些烦恼
而忧愁，遇事能泰然处之，始终保持愉快的情绪。这样体内各
种生理功能都能正常活动，新陈代谢旺盛，从而可以预防各种
疾病的发生，使人延年益寿。

 要正确认识生长、发育、衰老和死亡的生命发展过程，是不可抗
拒的自然规律。

要延缓衰老，争取延年益寿，首先要做到心理健康，老当益壮
者长寿。
据《世界日报》报道，研究如何绿化沙漠的日本学者远山正瑛，
已年逾八旬，却老当益壮，还常跑中国大陆或非洲的沙漠区。
他83岁那年，还赶去撒哈拉沙漠中鉴定传说中的"沙漠玫瑰"
重晶石，并买下了这件宝贝。

 适量运动，并持之以恒。

加拿大罗伦大学研究锻炼与衰老关系的专家罗伊·丁·谢沙
德博士指出，"再也没有比体育锻炼更好的办法能使你永葆青
春"。忽视适量运动，使机体器官加速衰老，导致病变。所以，
重视运动是树立不畏老生死观的体质基础。

⑥ 试着改善心情

　　心情是一种持续性的情绪，可能一连几小时、几天甚至几个星期影响一个人的生活与工作。心情愉快还好，如果一个人感到忧郁、焦虑、愤怒或对任何事情都提不起兴趣，那就有问题了。最佳办法就是把它说出来，只是有时候很难找到倾诉的对象。当然，现代药剂学提供了各种各样的镇静剂、抗抑郁剂及抗焦虑剂，心理医生也可以随时找到，但是能帮助你摆脱恶劣心情的关键还是你自己。不妨试试以下办法。

 有氧运动改善情绪

　　这是在所有改变恶劣心情的自助方法之中最有效的一种。研究人员通过研究证实，运动在振奋心情上比服药更有效。如跑步、骑自行车、疾走、游泳或其他反复持续的活动，能加速心跳，促进血液循环，调节人的情绪。

 利用颜色改善情绪

　　"颜色能滋养心灵"，一位心理学家如是说。要消除烦躁和愤怒，应避免红色；化解沮丧，就避免穿令人情绪低落的黑色和深蓝色，应选用令人心情愉快的温暖、鲜亮、活泼的颜色；减轻焦虑和紧张，应选择一些具有缓和及镇静作用的清淡颜色。

◉⋯ 利用音乐改善情绪

这是一种音乐疗法。首先，要选择能配合你当时心情的音乐，然后逐步将音乐更换到能反映你所希望获得心情的音乐。忧郁时，可以先听一段哀伤的音乐，这样看来虽然会增添忧郁，却是着手改变心情的第一步。在播放你自己精心选择的音乐之后，你就能逐步进入自己所期待的心境中。

◉⋯ 用加强光线改善情绪

许多人在冬天容易精神萎靡，即所谓季节性情绪异常，这是由于光线减弱的缘故。而在冬天感到消沉的人，如果每天到室外感受两三个小时的明亮光线，心情便会好转。

⸢7⸥ 忘记年龄

有闲时，我喜欢到退休几年的老工程师夏老的家里找乐儿。他虽然年长我许多，但仍然不难找到共同的话题。每每看见置于夏老案头的四个字——忘记年龄，总会心头一热，这是夏老退休之后的座右铭。

夏老身材挺拔、衣着得体，脸色红润，笑口常开，谈吐机敏而风趣。白发本是人入老境的标志，但夏老的一头白发却为他平添了一种美。

夏老没有经历大多数退休的人必须经历的一段不短的心理调整期，他轻轻松松地就转换了角色。

夏老曾经对我说过：人大都这样，年轻时候不愿意别人说他年轻，倒希望很快成熟深沉起来，而上了年纪却又怕别人说他老，更怕提及年龄。人的生理衰老是不可抗拒的，但心理状态却掌握在自己手中。殊不知晚年同样是人生的一道风景，问题是看你如何涂抹色彩。退休的人不妨忘记年龄，保持一颗年轻的心。想想前面的路还长，还有许多事情要做。认真安排好每一个日子，让每一个日子过得快乐而充实。

的确，夏老每天真够忙的。他散步、打球、跳舞、养花、钓鱼、读书、写作，还有，只要单位有约，他便兴冲冲地前去顾问一显才智……

或许，我们这些退休老人都应该"忘记年龄"，读懂晚年，享受生活。

8 童心不泯养天年

进入老龄期的老年人，为什么有的人青春常驻，而有人则老态龙钟呢？除了生理因素外，更重要的还有心理上的原因。未老先衰是指一部分人"衰"在身体上，或"衰"在精神上。

南宋爱国诗人陆游，享年85岁。他之所以得此高寿，除了养生有道之外，更重要的是他具有一颗童心。"整出拂几时闲嬉，时放曾孙竹马骑。"从这句诗文中不难看出，陆游到了老年阶段，还经常和他的孙儿们一起作骑竹马的游戏，可见陆游的童心之盛。

如果一个人老来能富有童心，乐于童趣，"随心所欲而又不越规矩"，就会少烦恼而豁达乐观，就会像孔夫子说的那样，"乐以忘忧，不知老之将至。"那么老年人如何才能富有童心，乐于童趣呢？

常忆童年往事

老年人随着岁月的递增与记忆力的衰减，新近的记忆易于淡化，而最为清晰的记忆往往是童年往事。因此，老年人不妨经常追忆童年时代捉迷藏、放风筝或外出游玩等各种趣事，追忆那逝去岁月中的生活。如果身体条件许可的话，还可回到童年时代居住、生活过的地方故地重游，可以使童心再度萌发。

多交童年友

老人喜欢小孩的言谈举止，喜欢和孩子一起嬉戏玩耍，而大智若愚、大巧若拙，是让自己保持童心童趣的良方。老年人会从小孩的神态和言谈举止中，一次又一次地重温童年的时光，使心灵感受到极大的快慰。孩子们的欢声笑语能使老人感到年轻。这样既能消除老年人的心理压抑，又能驱散老年人的烦恼，减少孤独和寂寞，增添兴趣。

常读童话和寓言

童话、寓言虽然简洁，但读后常让人感受到深刻的哲理和宽怀的幽默感。因此，老年人经常阅读童话、寓言，不仅可使自己捕捉到童年生活的兴趣，而且还能培养情操、充实生活。有时一乐一笑中，一切疲劳和烦恼均在片言只语中消除，使老年人对生活充满信心，逐渐变得活泼开朗起来，从而有益于健康长寿。

9 广交"忘年之交"防"心衰"

英国老年医学专家最近在一次对早衰者的调查中发现，约有76%的早衰者在生理衰老之前就已出现了心理衰老，如孤独感、暮气感、老朽感等。专家们认为，防老应先防心理衰老，也就是所谓"心衰"，而预防心理衰老最简便而有效的措施就是广交"忘年交"。

所谓"忘年交"，即忘记年龄、辈分、职业以及性别的一种平等的社会活动。老年人和青年人结为推心置腹、无话不谈的挚友，并保持不断的交往，可以使老年人收到"忘年"、重焕青春活力的奇效。因为青年人有憧憬未来、奋发向上、进取心强等特点，这正是老年人所缺少的。在与青年人的交往中，这些特点对老年人起着潜移默化的作用，使他们忘记自己的年龄，出现青春重返的感受。而这种感觉通过心理暗示会产生愉快、轻松、乐观、充满希望的情绪，从而延缓衰老的进程。日本老年医学研究者更为别出心裁，他们把养老院建在幼儿园的旁边，每天安排老人与幼儿玩1~2小时。天真烂漫、朝气蓬勃、好奇喜闻、富有幻想的孩子，不顾老人的年龄、职业、性别、辈分、贫富、外貌而无话不谈、无事不问。潜移默化，老年人心境也萌发了童心，染上了童趣。这种"忘年之交"会使老人排除孤独苦闷、空虚无聊的压抑情绪，使老人生活充满活力，从而延缓老人的心理衰老。

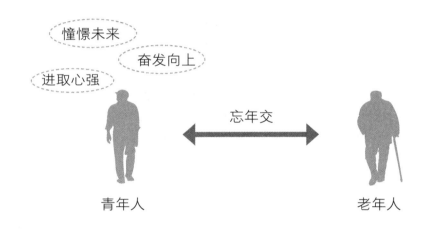

10 让我们有个好心态

　　几个老人在一起聊天，谈起退休后的"业余生活"，有的说"搓麻将"，有的说"迷钓鱼"，有的说"打门球"，有的说"带孙子"……可谓生活丰富多彩。有位老朋友却说："退休是第二人生的开始。"大家惊诧，说话者继续解释："人生像一本大书，有序有跋，分上下两卷。四条腿（孩提爬行时）走路时是序，三条腿（年迈拄拐杖时）走路是跋。在岗是

我暗暗佩服这一"第二人生论"。当我们感悟第二人生时，"老有所为"并不是奢谈：姜还是老的辣；树老的大；果老的香。虽然"人生易老天难老"，但"天老很难变，人老出圣贤"。纵观古今中外历史，基本没有太年轻的圣人、导师，而总有老人生前名重，走后流芳百世。

今天，面对"夕阳红"，我们感慨一个人从踌躇满志的青年到步履蹒跚的老人，真正能陪伴自己一生的不是名利、地位，而是家庭。因此，老年朋友们要善于调整家庭氛围，烦恼的事、揪心的事，能丢则丢，能放弃则放弃。对于我们更重要的还是健康——健康的身体，健康的心理。愿我们老年人都有一个晚境的好心态。

11 走出"累"的怪圈

咱们中国人做父母的，甘愿为孩子累死累活、摸爬滚打、做牛做马，早已不是什么新鲜话题了。

不过，这个事现在又出自洋人之口为我们叹惋，就很有点别种滋味。

这个洋人一非政要、名人，二非吃新闻饭的隔岸观火者，他只是以西方的文化视角对我们这种"传统"的继承，表示一点疑虑罢了。此人是一位到北京读书的美国留学生，经常到老师家中度周末，发现老师的儿子每晚奋战到十点以后，一三五吃鸡，二四六吃活鱼，是家长们研究的吃"智力"课题。

他还看到，许许多多家长在放学时分聚集在校门口，伸长脖子翘首以盼地在等待接孩子。许多家庭对孩子实施学而优则"奖"的激励办法，给零花钱则从不吝惜，但很少让孩子干家务。在孩子成长中，为了他们成龙成凤，则不惜任何投资。

即便孩子进了高等学校，甚或名牌大学，父母们往往也顾不得骄傲，因为他们到了终点站，太累了。

这便是一个在华的西方学子的观感。而他对比美国的家庭和家长，在这些方面的做法往往是相反的。比如给孩子零花钱，则是以"按劳取酬"的办法让孩子做家务；对孩子的前程，则是任其发展等等。

可以说，这位洋人虽身居北京，他看到的也不过是"挂一漏万"。中国的父母们为孩子之"累"，何止以上那点皮毛，拼命厮杀的事，实在是林林总总，无所不用其极。

自然，中国的明白人也不是个别，鲁迅就指斥过只为儿女"做牛马"，早期的很多教育家就反对娇惯与溺爱，著名妇科专家林巧稚，出门上街时对已会走路的幼子就绝不再抱他。

只可惜，中国的亲情观念日益演化为"水向下流"，多数人不是不明白，只是"心太软"。这一软，至今的父母之累，何止于水往下流，滴血也在所不惜。

然而，累的结果却往往是事与愿违，没有反复锤炼则很难成钢，虽学而有成，却落得个"高分低能"，极少有独立意识，甚或生活上都处于盲区，此之谓"温室"现象。

那么，自己人的话已把耳朵磨出了老茧，洋人也说我们"太累"了，少累点行不？

[12] 幸福是一种感觉

幸福究竟是什么？人生追求的幸福究竟在哪里？也许我们一直在思考这个问题。《幸福是种感觉》一书通过205个人生故事以及故事背后发自心灵深处的感悟，演绎了一个个充满睿智的生命真理。

书中有一则故事很令人回味。说是有一个迟暮之年的富翁，在冬日的暖阳中到海边散步时看到一位渔夫在晒太阳，就问道：你为什么不去打鱼呢？那样，你就会成为富翁，之后，你就不用打鱼了，可以幸福自在地晒太阳了。"我不正在晒太阳吗？"渔夫反问，富翁顿时哑然。故事很简单，但故事引出的问题却使我感悟到：每个人对幸福都有不同的理解，也有不同的标准。金盆银匙，锦衣美食，未见得幸福；粗衣布履，粗茶淡饭，未见得不幸。因为幸福不分贵贱，没有等级。

其实，幸福是一种象征，是一种自我感觉，你感觉到了，便是拥有。珍惜全部的拥有，就是最幸福的人。

同时，幸福又是简单的。她并不是我们想象中的可望而不及，许多时候她就在我们身边，就在我们生活中的每时每刻，每个小故事里面。

如果说收获是种幸福，那么，付出也是一种幸福，因为你的付出使他人得到快乐，因为"你快乐所以我快乐"，这不就是幸福吗？如果说相敬如宾是种幸福，那么，锅碗瓢盆、啰里啰唆、唠唠叨叨也是一种幸福，啰唆中含着关爱，唠叨中透着真情。

因此，在我们的生活中，不是缺少幸福，而是缺少发现，只要你用心去体会，幸福无处不在。只要你用心感受，只要你以积极的心态对待人生，很多时候都是你快乐的时刻。

当然，幸福与否完全取决于自己。对于自己的能力、品德、机遇有较为客观的认识，就会找到自己在社会中应有的坐标，就会少一分浮躁，多一分恬静。

朋友们，用心灵来倾听人生的故事，你就会发现人生的真谛与美好；用充满爱的心灵去发现世界，你将会看到一个充满希望的世界。

让我们在心灵最微妙的地方一起体味幸福吧，就在今天，就在此刻！

⌈13⌋ "读"出好身体

笔者有一位朋友老朱，退休时我欢送过他，当时"惨"了：讲话"七零八落"，说几句喘半天；查出毛病"杂七杂八"，有肺不好、心脏早搏、关节炎、气喘、皮肤病等等。心想，此等"风烛残年"活个三年五载差不多了。

一日在马路相遇，83岁的老朱，眼不花腿不软，说话响亮有力，发音中气十足。请教"功夫"，说是"诵读"，就是每天花一两个小时读书读报。他的方法是凡书凡报以"读"为练。

- 读出音为"声练"
- 读得响、读得高亢为"身练"
- 读出语气、读出感情为"意练"
- 读三遍五遍背诵出来便是"心练"

"诵读"贵在坚持，贵在不怕做"老神经"；有时像娓娓道来的"说书"，有时似散发激情的"朗诵"，有时也"大声疾呼"……

老朱的"诵读"，口而诵，心而惟，用气用心提神练精；也不需什么"花费"。难怪过去是"气息奄奄"，如今却气概不凡，着实令人敬佩。

⌈14⌋ 喜悲无常　寿命不长

意大利有个失业妇女名叫玛莉亚，她在市内一家报纸上刊登了一则别出心裁的广告："您若需要'眼泪和笑声'，本人大量供应，哭与笑均表情逼真，形象感人，价格公道，令君满意。"从此，她家门庭若市，生意兴隆，每周至少能接到15宗"业务"，多时达28宗，每次收费30美元，收入颇丰。当她参加客户的送葬队伍时，身穿黑色丧服，跟在棺材后面，由两人搀扶，哭得泪水滂沱，死去活来，不到两个小时，她马上又换上漂亮华丽的礼服，出现在一家办喜事的客厅里，笑容满面、彬彬有礼、笑声琅琅地招呼前来祝贺的来宾们。结果怎么样？几年后，这种频繁的精神反常、一时悲一时喜的繁忙业务，致使玛莉亚患上了严重的精神病，住进了精神病医院，在她不足50岁时便与世长辞了。所以，医家告诫诸位：喜悲无常，寿命不长。

虽然玛莉亚的哭和笑是装出来的，但也同样投入了真实的感情，哭的时候她悲伤，笑的时候她兴奋。为什么有的作家写悲剧时自己也会泪流满面？那是因为作家投入自己的真情，自己不感动，岂能感动别人？玛莉亚的"表演"也是同一道理。

人的情绪变化应当自然，才有利于身体健康。如果喜悲无常，交替变化太快，会导致人体内分泌的严重紊乱，对人体极为有害。我国古代医学家就曾指出：处世为人，应"不以物喜，不以己悲"。简言之，就是不要以某样值得庆幸的事情过分地高兴，也不必因某件不幸的事件而陷入无限的悲痛之中，把万事万物看淡一点，要保持情绪的稳定。大喜大悲都是对人体十分有害的不良情绪。

由此看来，玛莉亚虽然为人聪明，开创了"第七十三行"特殊服务行业，尽管这种"卖哭、卖笑"的行业很来钱，却对自身的健康有着太大的杀伤力。我们也从玛莉亚身上得到了一点健康的启迪：遇事既不可大喜过望，也不应悲伤欲绝，更不可喜极而悲。为人处世，平平淡淡方可延年益寿。

 情绪喜悲无常，交替变化太快，会导致人体内分泌的严重紊乱，对人体极为有害。

15 长寿，60%要自己争取

美国人寿保险公司曾对数万名年逾百岁的老人做过健康调查，发现体弱多病者往往能长寿。为什么呢？

首先，体弱多病者大多有着一种求生的本能，这种本能使人产生一种同疾病作顽强斗争的精神力量；另外，经常得病和体弱的人，长期与病痛打交道，逐渐积累了自身与疾病作斗争的经验，久而久之还会在体内形成一种"保护性基因"，这种"保护性基因"对疾病能起到一种免疫的作用。身体素质好的人，往往容易自视"本钱"雄厚，忽略了保健，缺乏自我保护意识，肌体长期遭受有害因素的侵蚀，便极有可能酿成重病而早逝。

世界卫生组织曾经将影响人健康长寿的因素按比例划分为：遗传因素占15%，社会经济因素占10%，医疗服务技术因素占8%，气候影响因素占7%，其他60%取决于个人生活方式因素。个人生活方式因素包括：个人生活习惯、卫生行为、精神面貌、健康意识等。也就是说，如果想长寿，60%还要自己争取。

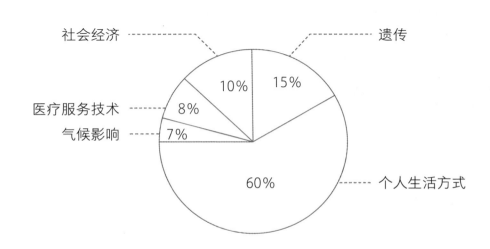

16 写日记葆青春

年过古稀性格内向的我，退休在家，每天读书看报刊，每天坚持写日记。多年写日记，使我感受很深。那一页页泛黄的日记，记述了我的起落沉浮、得志和失意；那一行行的喜怒哀乐、嬉笑悔恨，都是我心灵的对话，也是我感情的真实流露，同时也延缓了衰老，使我富有朝气。部队退休归来17载寒暑，30多本日记，是我晚年生活的真实记录。

写日记是我读初中时的一位语文老师教的。他说：

- 写日记有益身心健康，是宣泄人们感情的窗口，又是平衡心理祛病延年的良方，使人好心情常在，幸福常在。

- 写日记助长记忆，增强记事功能，打开思路，提高写作能力，有百利而无一害。

我记住他的话，30年戎马生涯从没间断写日记。

有人说，日记记录的是身边琐事和自己的感受，平淡无奇，枯燥乏味，没价值没意义。其实，只要坚持写日记，就能感受到它的好处。俗话说：治病三分靠药物，七分靠精神。我养成写日记的习惯后，就把自己的喜怒哀乐向日记倾诉，使不平静的心境得到平衡，原先那些令人火冒三丈不快的事，逐渐烟消云散。因此，每当我突然遇到怒火中烧或愁肠百结时，就靠写日记来缓冲一下，以防积郁成疾。

每当我翻阅早年泛黄的日记，一页页地细读，便油然而生一种骄傲、一种满足、一分充实感，给晚年生活增添了无穷的乐趣。

17 "平平淡淡"才长寿

美国长寿研究会的专家曾经对世界各国的数百名长寿者进行了调查研究，目的是解开长寿者长寿的奥秘，最后他们得出一个始料未及的结论："平平淡淡"才长寿。

无论是被誉作"世界第一人瑞"的法国老妇卡尔曼，还是中国、日本或俄罗斯等国的"第一寿星"，过的全是"平平淡淡"的日子。他们既不富裕，也不算赤贫。他们既非二流子，也绝非工作狂。他们在政治或事业上均无"野心"或"雄心"，往往对自己的境况有一种满足感。他们接受的教育并不高，但大多不是文盲。一句话，他们的生活在许多功成名就的人看来显得平常，甚至平庸。

值得一提的是，不少长寿者解释自己长寿的原因时，会指出是出于某种生活习惯，如每天喝一小杯果酒或清茶，每天午睡片刻，每天早晨慢跑一次或每天吃3枚辣椒等——尽管其中不乏科学道理，但无疑都算不上是他们长寿的"关键原因"。

18 方成健身有道

80多岁的著名漫画家方成先生，背不驼、腰不弓，从他居住的北京金台路到北太平庄的北影宿舍，来回的路程少说10公里，可方成照样骑自行车前去，跟他的老友钟灵、谢添喝酒聊天。

"您一定有什么好的养生之道，谈谈好吗？""很简单，只有两条，一条是常活动，我自己有辆红旗车，只是比别人的少两个轱辘；第二条是心烦想上吊时，先不要急着找绳子，找杯酒把它喝了，喝了就会忘了。"那年他西行去山西汾酒厂，厂长听说方成光临，出门相迎，拱手道："久闻大名。"方先生颇显机智，回礼道："大闻酒名。"

由于他的名气大，使得漫画、动画、相声、小品等许多的评选活动都请他当评委。"我也是专业户——评奖专业户。"20世纪80年代以来，他一直是一种忙不过来的局面：画画、编书、写杂文……方成说，"忙，忙得连生气的工夫都没有。"

不出门的时候，他依然闲不住，买菜做饭的任务，他轻易"不放权"，而且常常骑车出去到远一些的农贸市场采购。"骑车是一种锻炼，想骑就骑，想走就走，上车就有座儿，不像公共汽车，你得听它的。它还得跟你要钱买票，这多不划算。"方成说，"逛农贸市场犹如'走在乡间的小路上'，有时还能发现一些漫画素材，不感觉寂寞，又可以调剂创作的劳累，那幅《抻画图》就是得益于此。"

同所有上了年纪的人一样，方成也受到疾病的折磨和限制。"新近身体感到不适，到医院检查化验，结果血糖偏高。医嘱别吃甜食。不吃就不吃，本来就不爱吃，无所谓。还让多吃豆腐和青菜，并且多吃芹菜和菠菜，不妨连根也一起吃。医生的话不能不听、不敢不听，人家既然这样说，就必有医学保健上的道理，早知道这东西能防病，就不会白白浪费啦，70多年扔了多少啊，真可惜！"方成说，"可是光吃这东西也受不了，太单调，结果烧带鱼、红焖羊肉还是悄悄地摆在饭桌上。"

走出方老的家门，我总结着他的养生之道：心情舒畅，适度工作，骑车锻炼，不寻烦恼，遵听医嘱，饮食保健……

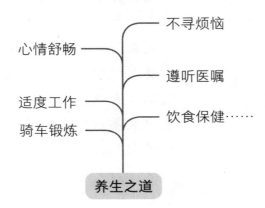

19 《十叟长寿歌》

中国传统文化中养老健身的方法很多，主要一个出发点就是讲天人相应，顺应自然。在此基础上针对自己特点，选择相应的生活训练方式，不要一味地采用药补。

偶然读到一首民谣：《十叟长寿歌》，很有意味，改写通俗，除去地方语，录于下。

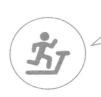

过去行路人，海边遇十叟；
年均百余岁，精神劲力足；
诚心前访回，何因得高寿；
一叟摸胡须，我不沾烟酒；
二叟笑点头，饭后百步走；
三叟坦然说，淡泊乐吃素；
四叟挂木杖，常常多走路；
五叟挽衣袖，劳动少病苦；
六叟会阴阳，太极日日修；
七叟抚鼻梁，空气新且足；
八叟捻短须，早睡早起够；
九叟脸庞红，常沐日光浴；
十叟无皱纹，心阔少忧愁；
唱此长寿歌，妙诀一一谱。
安宁且善行，和顺多缘助；
时时照此做，何愁不长寿。

〔20〕百岁不老"五字经"

　　世界上没有长生不老之药，却有延年益寿的秘诀——"聊、撂、跳、笑、俏"，简简单单的五个字，却包含了很多生活的智慧和生命的真谛。老年人若能身体力行，定会青春长驻，光彩长存。

聊 ＞
人与人之间的语言沟通，可宣泄情感，互通信息。好消息，通过聊，可共享欢乐，喜逐颜开；有闷气，通过聊，可以疏解沉重的心情。聊天可以密切友谊，改善人际关系，还可以充实生活，增长知识，克服寂寞孤独感。现代心理学研究发现，多讲话有益于大脑功能，能使人变得更聪明，增强创造力。同时，聊天还能改善血压、脉搏，对健康十分有益。

撂 ＞
人生在世，岂能尽如人意，既有花好月圆、喜庆如意，也有秋风凄凄、风雪雨雾。这就需要拿得起，撂得下，升降不惊，荣辱坦然，得之不喜，失之不忧，永远保持乐观开朗的心境。遇到挫折，不能及时解脱自己，悲观忧郁，会使人早衰和罹患多种疾病。一个"撂"字，可以消除不良情绪，使挫折心理在乐观、理智、积极的状态中得到转化。

跳 > 跳是良好的运动方式。跳可使身体的灵活性、柔韧性得到发展，具有舒筋活血、促进消化、振奋精神、增强体质的作用。跳可使人体的氧气消耗量增加，从而增加肺活量；跳可使骨骼的血液循环得到改善；跳可使毛细血管开放，带来大量养料和氧气，使肌肉发达，富有弹性，增加力量。适当的跳跃对防止脱肛、痔疮、关节炎、颈椎病等均有好处。

笑 > 笑是喜悦愉快的表现，是人生的一种享受，是精神的营养滋补剂。微笑处世是成熟友好的表现，有利于搞好人际关系。适度的笑可维护和促进机体功能的相对平衡，有振奋精神、益智安神、延年益寿的作用。大笑能使全身肌肉骨骼得到松弛，并释放抑郁、自卑等心绪。

俏 > 健与美，反映了人的健康心理意识。健康心理是青春长驻的基础。合体的装扮令人自然年轻。所谓"俏"，是入时、合理、新潮、适度，蕴藏着茁壮生机，散发着青春活力，对身体健康大有好处。人着装美观，除了愉悦自我、提升自信，更是尊重别人、美化社会，这反映着人的文明礼貌。

21 邵雍作诗说养生

邵雍是北宋时期的思想家，他一生写了不少哲理诗，其中有一首对人们养生具有颇大的启迪价值，其诗云：

> 爽口物多终作疾，快心事过必为殃。
>
> 知君病后能服药，不若病前能自防。

● 诗的首句是说，贪图吃喝或暴饮暴食会使人罹疾生病，俗话所说"病从口入"亦即此意。

● 诗的次句是说，人们遇到大快人心的事后，往往会由于兴奋过度，快乐过头而招致病患。将这个意思引申开来，实质上就是中医学所说的"七情"过度而致病。七情在中医学中的规范说法是喜、怒、忧、思、悲、恐、惊。因此，人们必须讲究心理卫生，善于调节情志，切勿大喜大悲，以保持与增进心理健康。

● 诗的第三句是说，人生病了，应当诊治服药，切勿讳疾忌医，这就是所谓的"治已病"。

● 诗的第四句是说，人未病时，要尽可能讲究卫生，预防疾病的发生，这就是所谓的"治未病"。

合起这四句，就是《黄帝内经》提出的那条医疗原则——不治已病治未病。其基本精神是预防为主，治疗为辅，主辅结合，相得益彰。

(22) 发展自己的爱好

一位老年心理学家说："没有爱好的老年人，生活不会宁静幸福，有什么样的爱好，关系并不大，只要全力以赴就能驱除各种消极情绪。"爱好一种有益活动，对老年人的思维大有好处，能使大脑保持应有的活力，从而延缓衰老。

爱好能使人身心健康。老李家境富裕，没有啥事让他操心，退休后，待在家里，整日无所事事，人变得自我封闭，情绪抑郁。老李的儿子为此颇为着急，无意中听人说老李年轻时喜欢钓鱼，便为他购买了两套渔具。在子女的鼓励下，老李开始喜欢去水边钓鱼了，也有了一帮趣味相投的渔友，天天兴高采烈地垂钓。老李一旦与渔友们约好，便着手忙活起来，挖蚯蚓、拴钩钩、翻箱倒柜找衣服。当他提鱼而归，全家人围着欣赏那几条大小不等、品种不一的鱼儿在水盆中翻腾而大呼小叫时，他便摸着脑袋借机发挥，滔滔不绝地炫耀此行不平凡的经历，那春风得意的样子让儿女们好开心。

医生早已发现，让病人参加一些自己喜爱的活动，可使他们忘记自己的病痛，可见爱好对身心恢复健康非常有益。

如果您离退休了，不妨为自己寻找一种爱好，这会让您兴致高昂，觉得太阳每天都是新的，生活的激情会让您扬起追求"夕阳红"的风帆。

(23) "激活"你的大脑

专家对中老年人提出忠告：对待大脑，应加强"运动"，不断刺激，这是防止记忆衰退的良方。

以下几种方法，也许可以让你的大脑"运动"起来。

1 学乐器

一旦拿起乐器，大脑就会面临着控制一大堆肌肉协调运作的问题，更别说看谱、记诵曲目等高难度动作。

2 玩拼图

可别小看这种游戏，据心理学者的分析，在拼拼凑凑间，可不断加强脑部辨识方位与形状的能力，常玩拼图的人通常较具方向感。

3 跳舞

身体的运动往往可以带动脑子的活动，尤其像跳舞这种运动，一方面要记舞步，另一方面又要与舞伴配合，实在是一种高度的脑部活动。

4 讲故事

空闲时，不妨为孙辈们讲些故事，或常与老伴或老友交谈，千万不要经常沉默不语，可以说，健谈是脑老化的"天敌"。

5　动手修理

家里什么东西，比如水箱漏水，自行车跑气等，只要自己能动，就先别急着送去修理，而应靠自己开动脑筋想办法。结果并不重要，重要的是别荒废了自己动手动脑的能力。

6　挑战陌生

人老了，总是有些惰性，习惯干一些熟悉的、得心应手的事情，这当然没什么不好，但是尝试点新的、不熟悉的东西，却可以大大激活大脑。比如写一手好文章的人不妨学学画画，摄影爱好者可以试着写写游记等等。

24　养生之道　张弛有序

中国有句治国名言曰："文武之道，一张一弛。"窃以为：养生之道，亦应如是也！

从工作岗位退下来的老年朋友，许多人都认为：自己辛辛苦苦干了几十年工作，现在是到了该颐养天年、坐享清福、以期长寿的时候了！故往往以休闲为主要的生活方式。比如：每天散步、种花、养鸟、钓鱼、搓麻、聊天、睡大觉这种以松弛身心为主要内容的休闲生活，也确能收到怡然自乐、有益健康之效，因为这样的生活方式令人活得轻松，故为退休老人列为首选，大多数人一直是这样休闲度日的。

然而，"休闲"决非是唯一的养生之道，更不是最佳的养生之道。因为从科学的角度来说，轻松和紧张对健康来说都是不可或缺的，科学家的研究表明：适度的紧张大大有益于人体的健康，一个人如果能保持一定紧张的工作和生活，可使体内分泌出更多有益于健康的激素，这种激素能增强机体的免疫力，使机体形成一个较为完整的屏障，以抵御外界的不良刺激和疾病的侵袭；同时，适度的紧张，还可以提高人对外界的适应能力，使心理压力转化为执着的追求、锲而不舍的动力，相伴而生的是一种充实、愉快的心情，意气风发的精神风貌。而饱食终日、无所事事、惯享清福的人，是绝对达不到上述这种精神境界，不可能获致这种充满了生命活力的"健康激素"的。

　　从生命的整体意义而言，退休的内涵应该是人生第二个春天的开始。

| 其一 | 退休了，摆脱了工作和单位中"人际关系"的束缚，完全可以大干特干自己心仪之事了。 |

| 其二 | 若是你能生命不息，追求不停，奋斗不止，而这种追求不停，奋斗不止，又会反作用于生命不息，从而使人生的第二个春天阳光灿烂，生命辉煌，寿命延长。许多科学家、艺术家、作家都乃高寿，他们哪一个又会是"休闲到底"呢？ |

| 其三 | 当然，追求和奋斗，绝非要去"玩命"，毕竟是已经上了年纪的人了，更要特别注意劳逸结合。只要张弛有序，既有追求、奋斗，也会休闲、享受，养成一种有规律的生活习惯，何愁不能健康长寿，晚景辉煌呢？ |

　　人生最美夕阳红，张弛有序方能"红"也。

25 书林好休闲

友人问我：退休后何以打发空闲时光？我答：出则垂钓，入则读书。垂钓常受季节、天气制约。读书，乃四季皆可享受之乐事也。

莎士比亚说："书是全世界的营养品。""生活里没有书，就好像没有阳光。"而没有阳光的生命，是沉闷的、发霉的、庸俗乏味的生活。

书林休闲，既得补益，又得乐趣。

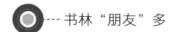 书林"朋友"多

"读未见书，如得良友；读已见书，如逢故人。"读书，就是与"朋友""故人"交流、谈心。他们有国内的、国外的；有古代的、当代的各携"鲜花"，各备"珍馐"，欢聚畅谈，滋我肺腑，快我胸臆。热可当扇，寒可当裘。忘饥、忘渴、忘孤独、忘荣、忘辱、忘忧愁。天地日月，尽在书中。难怪古人有"书味在胸中，甘于饮陈酒"之感慨。

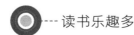 读书乐趣多

"读书之乐何处寻，数点梅花天地心。"

○ 读书乐在高雅。窗明几净，有鸟语啁啾，花香氤氲。日读之，夜思之，明道悟理，修身清心。大有"芳兰不厌幽谷，君子不为名修"之雅范。

○ 读书乐在恬逸。时值夏秋，蝉鸣鸟噪，或于竹边，或于树下，搬一把躺椅，沏一壶清茶，捧书而读，物我两忘，悠悠然，如入庄周梦境。真是"惟有吟哦殊不倦，始知文字乐无穷""不敢妄为些子事，只因曾读数行书"。

○ 读书乐在修身。修身养德，乃读书人的本分，也是一大乐事。"不读书形体陋"，陋在无文无知无德行，如野马夜奔，难免不出乱子。"清风似玉须劝学"，学而有得，品端行正，坦坦然自有君子风。故古人有"少而好学，如日出之阳；壮而好学，如日中之光；老而好学，如秉烛之明"之赞颂。

休闲读书，也不可散漫。懒懒散散，漫不经心，读而乏味，其书还读得下去么？要读得字字味，须穷书中妙义。"读有字书，却要识没字理"，方如嚼槟榔，越嚼越有味道，方有"唯有书味甘，行行堪没齿"的读书乐趣。

26 读书——心理健美的良方

目前，健美已成为人们生活的追求，健美的水平代表生活的质量。

体貌的健美可以借助于美容院、健身房、舞厅、公园等处的场地和设施，那么心理健美靠什么呢？读书，是心理健美的重要良方。

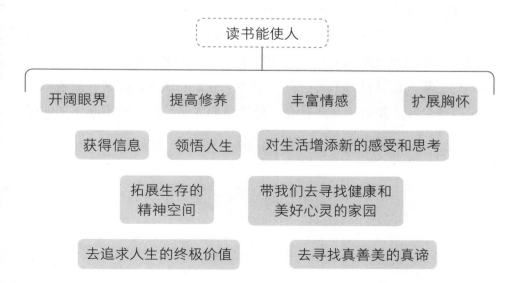

作为一个整体的人，其健与美不应只是外在的、表面的，必须有心理的健康与良好的气质，而这些要靠长期的文化修养得来。因此，读书是我们心理健美的良方。

在国外，用阅读来治疗某些心身疾病已很受重视。意大利用读诗、写诗来对抑郁症患者进行治疗的方法已非常盛行。一些西方国家在医疗和社会救助中广泛用阅读疗法以缓解或消除人们的心理疾患，促进身心健康，提高工作和生活的质量。我国目前对此还未引起足够的重视。据有关方面统计，随着我国经济改革的发展，我国人口中患有抑郁症等心理障碍的人数呈上升趋势。这主要是因为物质生活丰富了，而人们的精神空虚引发的。主观上都希望自己青春永驻，健康长寿，而实际上情绪低落，心理感觉老，缺乏应有的活力。

心理学家认为：人要想保护身心长久年轻充满活力，防止身心过早衰老，好的办法是不断学习新知识，千万不可沉溺于精神苦闷之中。

27 唱歌——老人健康的"秘诀"

呼吸专家认为，人在唱歌时会加大氧气的摄入量，从而加速人体循环系统的运转，并强化心肺功能。同时，唱歌时精神高度集中，也可以不同程度地减缓老年人大脑衰老的速度。除了生理上的作用，参加歌唱活动对老年人保持良好的心态同样重要。专家们认为，经常参加歌唱活动可以使老年人更好地融入社会，排遣他们因年龄增长而不断增加的孤独感。

⟮28⟯ 处世自如养天年

联合国世界卫生组织新近提出，人的健康包括肌体和精神的健康状况。精神健康有人将它们归结为三良好：良好的个性，良好的处世能力，良好的人际关系。三良好中，窃以为处世能力至关重要，它既反映了人的个性，也反映了人际关系。具体而言，对老年人来说，就是要能够处变不惊，处世自如，随时随地能够保持心态的平衡，这样颐养天年则可收到长寿之效。

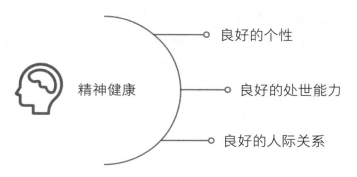

当年梁启超曾题赠冰心诗曰："世事沧桑心事定，胸中海岳梦中飞。"意即：世事的沧桑变化在所难免，即使这种变化会给人带来无尽的烦恼，但睡上一觉做一个梦就把一切烦恼全抛九霄云外了！如果人生处世能达到这种境界，自然可期长寿也！试看：冰心一生淡泊名利，慈善为本，尽管1957年丈夫就被打成右派，"文革"中连她这七旬老人也没逃脱被批斗的厄运，长期被罚打扫厕所，但她却处世自如，并且后来成了"世纪老人"；原北大校长马寅初20世纪50年代提出要控制人口的正确主张，却遭"全国共讨之"的厄运，从此一直身处逆境，但他却能道出这样掷地有声的名言："宠辱不惊闲看庭前花开花落，去留无意漫观天外云卷云舒。"正因有此大度量，他才能是寿高百岁。

改革开放以来，我国发生了翻天覆地的变化。人在社会中的生活、工作、事业、家庭生活等各方面如果出现变动，都会给人带来冲击，最易引起心理异常。因此，稳定自身情绪、保持心理健康就显得尤为重要。"世事沧桑"是不以个人的意志为转移的，而"心事定"，即任何时候都能以泰然自如的"不变"心态来应付世事的"万变"，却是可以做到的。如果处世能达到这种境界，也就等于拥有了健康长寿的良药也。

29 思朋话友

人生一世，亲情、友情与爱情总是联袂而来。亲情是一种深度，爱情是一种纯度，友情是一种广度。我等奉上天之命降世，不能不交朋友，因为，"有了朋友，生命才显出它的全部价值。"

孔子所说的"同师曰朋，同志曰友"，绝非功朋利友。然而，大千世界，芸芸众生，朋友岂能千人一面。

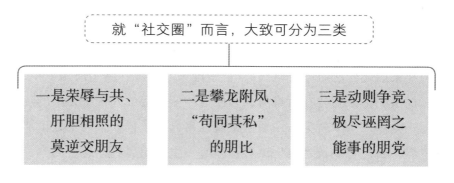

就"社交圈"而言，大致可分为三类

一是荣辱与共、肝胆相照的莫逆交朋友

二是攀龙附凤、"苟同其私"的朋比

三是动则争竞、极尽诬罔之能事的朋党

古今中外"枉士无正友"。

人们常说，世间最美好的东西，莫过于有几个有头有脑和心地正直的朋友，因为相识是缘、相知有情，虽惜缘、亦惜情。回首童年时的苦难、青年时的艰辛和中年时的充实，交朋结友甚多，堪称挚友者少。每每忆及，爱以"生不用封万户侯，但愿一识韩荆州"的李白诗句，自慰、自省并自警。

人为万物之灵。其思维与情感、功利与得失，都随时代进化而进化；其人格之尊严、人生之价值，也随环境变迁而变迁。可否这样说，真正意义上的朋友，在于"立常志"与"常立志"的歧义，或是"莫逆型"与"功利型"的抗衡。人生在世，能有几个共患难、托生死的挚友足矣。舍此，算是虚度。

时下商潮兴起，物欲横流，往日的"良友远别离，各在天一方"，加上时移俗易，原先休戚与共的情缘早已溶入商潮，或沉浮，或飘摇，难把握、难捉摸，所谓"早为同心友，而今论金铁"！

为人处世，应该是穷有风骨、富有意境。换言之，"富贵不移贫贱乐，男儿到此是豪雄"。窃以为，不要依附达官，贪求残羹剩汁；不要陷入魔窟，鬼迷心窍不自知；不要沦为钱癖，相居咫尺竟天涯。久之，到哪里去寻郑板桥笔下的"兰竹石，相继出；大君子，离不得"的踪影？须知，涓涓流水，不因石而阻；真挚情缘，不因远而疏。

其实，友情像酒，愈久愈浓，愈陈愈香，闻而生津，品而忘忧，浅醉而微酡，即便三更入梦，千里怀人，更是心灵上的莫大慰藉。岁月如轮，春夏秋冬，逝去的是秋水，不老的却是心灵。

我敬慕挚友，看重傲骨，臣服孙中山"布衣亦可傲王侯"的诤言。随马齿徒增，我有过童年时的朦胧、青年时的浮躁、中年时的沉稳。对于交友，颇有点像清人张潮所说的"对渊博友如读异书，对风雅友如读名人诗文，对谨饬友如读圣贤经传，对滑稽友如阅传奇小说"的警悟。

思朋话友，不可无友；友不滥交，诚则持久。

30 和不喜欢的人做朋友

俗话说："物以类聚，人以群分。"人一般都愿意和自己喜欢的人交往，而不愿和自己不喜欢的人往来。但现实生活中却不可能完全满足人们的这个愿望。比如，你喜欢安静，但你的邻居偏偏每天都把音响的声音开得很大；你不愿被人打扰，但邻居却时常地到你家来借根葱要头蒜的；在单位，你不得不与你不喜欢的同事打交道……也许，你会为此而感到烦恼。

其实，这种烦恼是不必要的。人的一个主要特性就是社会适应性。马克思说过："人的本质是社会关系的总和。"我们不可能离群索居。笛福笔下的鲁滨逊漂流到荒岛上，还有一个"星期五"陪着他，而他们最后还是回到了人群中。可见，人是不能脱离人群、脱离社会的。生活中什么人都有，除了亲人、知己、朋友，我们还得学会和各种人打交道，包括我们不喜欢的人，这样才能在社会中生存。

就像明人陈继儒《小窗幽记》中的话：居家不一定非要在没有坏邻居的地方住，聚会也不一定得避开不好的朋友。关键是在"自持"，与你不喜欢的人相处，也许还能从他们那里汲取到有益的东西。

陈继儒总结了为人处世的一个重要原则，就是"自持"——自我控制欲望和情绪。能自持的人，就不怕"近朱者赤，近墨者黑"，即使生活在污浊的环境里，也能保持自己高尚的人品。再说，"恶邻"毕竟不是敌人，他们也绝不是一无是处，总会有些东西是值得我们借鉴的。

另外，每一个人都有自己的生活习惯、为人处世的方式，只要不是违法乱纪，我们就要尊重别人的选择，宽容别人。当邻居在装修时，我们会为传来的刺耳噪音而心烦意乱，对邻居有意见。但我们也应该想想，自己也会有装修的时候，噪音同样会打扰别人。如果邻里之间都能相互担待、相互谅解，那么大家的关系就融洽多了。我们常常看不惯有些人身上存在的毛病，难道我们自己身上的毛病别人就看得惯吗？我们可以不喜欢他们的毛病，包括品德上的缺点，但不应该排斥他们，如果像对待脏东西一样惟恐避之不及，就容易为自己树敌，就会失了帮助他人进步的仁厚之心。

以前我家对门的邻居，倒垃圾时常倒在垃圾道的外面，大家对她都有意见，见面时也都不与她打招呼。后来她生孩子时她的母亲来了，这位老人很勤快，常常在早晨打扫完自己家后又扫楼道。我平时很少扫楼道，但看到邻居的老人这样做时，我就坐不住了，也跑出来用墩布擦一擦楼梯与老人聊上几句，就这样我们与对门邻居成了朋友。

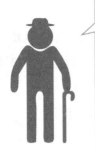

美国作家马格勒在《个性与成功生活》的书中写道:"我们要容忍、谅解以及去爱别人,而不是等待他们来服侍我们,更不是给他们机会去表现他们的缺点,而是要积极主动地容忍别人和讨人喜欢以一项对别人友善及有益的计划来发展我们自己、我们的能力以及个性,使我们的友谊更高贵。"如果我们像马格勒说的那样去做了,"恶邻"和"讨厌的人"也就有可能会成为善邻和好友。

"如果你个性开朗,能够和各种人交往,那将会因为交友广泛而获益匪浅。"美国成功人士马尔登说,"某些人认为,世上最快乐的事就是和'我们的同类'建立友谊。抱有这种错误思想的人,永远无法体会到结交三教九流、各色朋友的那种乐趣,例如,养火鸡的人、私人侦探、伐木工人、种田者这些人的生活多姿多彩,与他们交往能为你带来不少的乐趣。"

当我们和志同道合的同类打交道时,也要学会和"另类"的人打交道。如果我们学会了真诚、友善地与不喜欢的人相处,或许能感觉到一种新的人生体验和乐趣。

31 疲劳是把养生"双刃剑"

慢性疲劳综合征是以持续半年以上极度疲劳为主要特征的症候群,可伴有肌肉痛、头痛、低热、睡眠障碍等多种神经精神症状。而"过劳死"者在发生前多有将军肚、早秃、泄泻、性功能下降、过早闭经、记忆力减退、悲观、易怒、精力不能集中、入睡障碍、早醒以及不明原因经常性的头痛、耳鸣、目眩等早期信号。

要避免慢性疲劳综合征和"过劳死"，就必须从以下三个方面入手：

一　要控制自己的欲望。要知道对金钱、权力、事业的追求是永远不会有止境的，而人的精力和能力是有限的，所以不要过于勉强自己。

二　是凡事量力而行，不要"硬扛"，更不能打疲劳战。

三　要注意劳逸结合，体脑并用。可以多接近大自然、听音乐、跳舞，与朋友小聚等等，对于从事脑力劳动的人来说，适当的体育锻炼和体力劳动也是必不可少的。

尽管慢性疲劳和过度疲劳对人体健康极为不利，但是轻度尤其是适度的疲劳却是养生所需。当一个人由于体力或脑力活动而达到轻度疲劳时，其机体处于最积极的活动状态。在现实生活中，人越是处于懒散或不规则的生活状态下，越是打不起精神来；而当你处于适当紧张的生活节奏中，反而有一种精神抖擞的感觉，这就是"适度疲劳"在发挥积极的作用。通过专心致志地学习、工作和劳动，并配合一定的体育锻炼，使自己经常处于适度疲劳之中，对于增强体质、延长寿命无疑是有积极意义的。所以说疲劳本身是一把养生的"双刃剑"，关键是你如何利用。

32 不养生的养生

时下常看到的养生经验，大体可以归纳为：要经常注意锻炼身体；要养成规律的生活习惯，早睡早起；要注意营养搭配；要注意进补；要戒烟戒酒等等。许多老年人为达长寿，都刻意按照这些"养生经"来规范自己的生活。应该说，这些"养生经"也并不错，但随时随地记住这些"养生经"去刻意而为之，在笔者看来也未免活得有点累。

其实，世上还有另一种"不养生的养生"：并不刻意地追求什么养生不养生，一切顺其自然，但因心境洁净，却依然能够高寿。

已故的大作家、教育家叶圣陶先生，寿近九旬。在他80岁高龄的时候，有人向其请教长寿的秘诀，他则戏言曰："抽烟、喝酒、躺下"，而其实这也是实言。据他儿子介绍，叶圣陶先生每天至少要抽一包烟，每顿饭都要喝酒，而且是烈性酒，但先生睡眠也特别好，一倒下就能熟睡。抽烟、喝酒自然不利于养生，而先生竟能倒下即能睡熟，自然是因心境淡泊宁静，不把名利"百事"挂心头，故纵使烟酒不断，却依然高寿也。

北大教授季羡林先生，九旬高龄依然参加各种社会活动，笔耕不辍。按季先生自己著文介绍：他不一锻炼，二不吃补药，三不讲究什么营养搭配。他每天忙于读书写作，既抽不出时间去锻炼，也没有心思去研究该怎样进补，该怎样进行合理的营养搭配等等，饮食相当简单，早餐花生米和稀饭不断，正餐大葱馒头不离，过的完全是平民化的生活，一切都顺乎自然，但因其一心埋首做学问，心静如水，这比借助外力，靠刻意去养生来增寿更为可靠。

还有许多已故或尚健在的作家，例如：冰心、萧乾、巴金、臧克家也没有听说过他们去刻意养生，但却全都是高寿。

张学良将军举行百年华诞时，记者曾询问他的养生秘诀，张学良回答说："怎么说呢？我只不过在过简单的生活。""什么都不放在心上。"

人人都希望长寿，刻意去养生也并没有什么不好。但按笔者的习性，若要自己每天清早起床去锻炼，每天订出食谱进行合理的营养搭配，晚上早早上床睡觉，还要去研究什么春夏秋冬的进补等等，也觉得实在太麻烦、太浪费时间。笔者退休六七年了，一直是每天只知埋头读书、写作，晚上看书、写作到夜里12点，早上睡个懒觉，中午再睡个午觉，每天照样抽上六七支烟，晚饭后出去郊外散散步，"若无闲事心头挂，便是人生好时节。"一切按自己的习性来过顺其自然的生活，一直心静如水，这辈子至今还没有住过医院，平时连感冒都几乎没有，所以，笔者崇尚这种"不养生的养生"。

33 活100岁的方法

欧洲名医马铎斯博士提出10种让人活100岁的方法。他认为：假如你今年73岁了，活到100岁不困难，按照下面10种方法做，就可能如愿以偿。

1 忘记你的年龄，抱着乐观的态度热爱生活。

2 跟你所爱的或你所喜欢的人多相处，别认为自己是废物。

3 尽量笑，无论微笑或大笑都对身体有益。

4 夜间睡眠不好时，可白天小睡一两次。

5 不向任何压力低头，尽可能克服困难，接受挑战。

6 如果觉得生活太枯燥，应找一个目标或者培养新的爱好。生活目的明确的人，是不会感到衰老的。

7 想尽办法做健身运动，把过多脂肪除去。

8	有小病就立即看医生，不要让它变成威胁。
9	多找机会休息，不要过劳，也不要背上精神包袱。
10	无论贫富，都应多参加群体活动，切勿孤独生活。

34 三通三平利养生

　　某同志今年已六十有八了。在体检时，发现了肾癌。手术后，经过一系列治疗，如今已过了七年多时间，康复情况良好。但该同志仍然注意健康状况，丝毫不敢大意。由此，该同志逐渐摸索了一些养生的体验。最近写了一首俚句，其中有"养生首要在精神，淡定从容心自清"之句。说是首要，并不排除药物和健身锻炼。心灵的养生与身体的养生相辅相成，该同志因之有"三通三平"的体会。

三通

 呼吸畅通。注意吸进新鲜空气。

 血液畅通。他由于年幼时锻炼了洗冷水浴，因而如今还能坚持，冬天还常既洗冷水，又洗热水，目的是让自己有一种血液通畅的感觉。

 大小便畅通，排汗畅通。注重多喝开水，适当做运动和体力劳动。

心理平衡。该同志想到陶潜说过"不喜亦不惧"的话，他的体会是，心理平衡是不要患得患失，不要狂喜，忘乎所以，也不要遇事过于忧虑和紧张、惊慌失措。

劳逸平衡。做力所能及的事，做有兴趣的事，但要有节制，不要过劳，可以"打打停停"。

动静平衡。包括脑力劳动与体力劳动的平衡，看书、作文、写字、做健身运动的平衡与调节，让动静相间，相得益彰。他始终保持了"爬格子"的习惯，叫作"脑保健操"，但不"爬"得过累。

总之，"三平"是为了保持时时有个好心情。

35 量力而为 有益健康

离休后，种树养花、看书看报是我的爱好。但在养护花木过程中，曾出现过两次意外的事故，给自己身心健康带来不应有的损失。现如实写来，供老年朋友借鉴，也许有点滴好处。

77岁那年的春节前夕，我想调整一下阳台上盆花的位置，决定把大盆的巴西铁树移往右边，试端一下似乎还可以搬动。于是捧着它走了一米多远后，用力推上阳台，由于用力过度，引发腰椎间盘突出，压迫神经，左脚动弹不得，疼痛难忍，弄得那天晚上无法入睡。于是请来医生，打针、按摩、用药后有所缓解。接着天天坐三轮车到附近医院做理疗。一个半月之后，才能扶杖慢行，给自己生活上带来极大的不便，还花了不少冤枉钱。

又有一次，我给阳台上的花木修剪枝叶，一直摆弄了两个小时，感到身疲力乏，才上床休息。岂料刚躺下去，便觉得天旋地转，我挣扎着爬起来，头部却猛撞在墙上，招致深度眩晕和轻度脑震荡。结果要住院治疗，天天吃药、打吊针，折磨了半个月，用去药费七千多元，还拖累了儿女，苦不堪言。如能注意不要太劳累，这场灾难是完全可以避免的。

年岁不饶人。老年人要充分了解自己的身体状况，在日常生活中，量力而行，主动休息，千万不要去做那些超过自身承受能力的劳动，避免引发各种疾病。健康是福啊！

36 剪报与养生

近年来，我剪报装订成册，共计有100多册，几百万字，有篇有目，便于查阅，门类多样，适用性广，分为学习篇、益寿篇、运动篇、饮食篇、情趣篇、治疗篇等十多个大类，上百个小目，内容丰富，图文并茂，集知识性、实用性、趣味性于一体，成为指导我养生的"小百科全书"。

剪报与养生联姻，知识与健康共进，这是我的切身体会。

学习篇	激励和鞭策我老而好学，博览群书，开阔了视野，增长了知识。同时，老有所学促进了老有所为，引发了老有所乐，增添了人生价值砝码。
益寿篇	集古今中外长寿老人养生益寿之道，指导我如何抗老防衰、延年益寿。
运动篇	介绍了各种强身健脑的运动方式，如气功、按摩、拳操、跑步等，可找到适合自己的健身术。

饮食篇	教我如何科学饮食，合理营养，向餐桌索取健康。
情趣篇	展现了丰富多彩的晚年生活，如何开创人生第二个春天，积极投入诸如种花、养鸟、钓鱼、门球、棋牌、书画、旅游、摄影、收藏等高尚娱乐活动，怡情益智，健康潇洒度晚年。
治疗篇	收集了各种疾病特别是常见老年病的防治，如用药之道、急救知识、小验方、食疗、寻医问药等，很有实用价值，起到了"家庭医生"的作用。

剪报之中觅养生，延年益寿乐无穷。

37 因"不知"而长寿

古代有一位道士曾私下探问一位百岁长者，"汝何以长寿，秘诀何在？"老者答曰："吾信'三不知'，不知世事，不知生死，不知有身。"道士细究话中之话，不由得笑而叹服。细想起来，老者信奉的这三个"不知"，也有非常丰富的科学道理，它既是老年人的修身养性之道，也是老年人的健康长寿之道。

当然，这里的"不知"，乃是佯装的，面对纷杂的家庭纠纷、晚辈纠葛、邻里争纷，老人"眼不见为净""耳不听为静"，年纪大了，何必为那么多的烦恼去劳神费心，自我忧虑呢？该放弃的放弃，该放手的放手，该让位的让位。有些事，还是让儿孙们自己做主、自己操办为上策，老人乐得个省心省事，优哉游哉。

在"不知"的前提下，老人如果生活上有节有序，饮食上调整得当，情感上遂心如意，再加上自己的家庭亲热和睦，是极有可能福寿双降的。如有一门爱好，如收藏、琴棋、种花、养鸟、书画等，则更能起到养性怡情的作用。

38 走进"神补"

老早就知道"药补不如食补，食补不如神补"的说法了。可什么是"神补"呢？近来请教一位名医，才知中医有"得神者昌，失神者亡"的说法，《彭祖摄生养命论》云："神强者长生，气强者易灭。柔弱畏盛，神强也；鼓怒骋志，气强也。"此中的"鼓怒骋志"，是任性使气，心理不平衡之意；"柔弱畏盛"，是气和心平，不狂乱浮躁的意思。由此可知，"神补"就是补元养精，心理平衡，保持乐观稳定的情绪，以使心理健康起来。

名医认为，"神补"之重点是保持心理平衡。在漫漫人生路上怎样才能做到心理平衡呢？

 勿过分苛求自己，"事求完美何所乐"，只要努力了，有了一定的成绩就应知足，目标不要定得太高。

 勿过高期望他人，尤其父母儿女、夫妻、朋友之间，期望值过高，一旦出现反差，就必然大失所望，烦恼无穷。

 要化解愤怒情绪，想发火时，想想"不气歌"，增强自控力，自我化解。

 要有从他性，不总坚持自己的，只要无损原则，就不妨顺从他人之意。

| 五 | 要暂时回避，遇到麻烦事，暂离事发地，冷静下来再处理。 |

| 六 | 要找人倾诉，想哭时就哭，想诉时就诉，驱除不快和痛苦，人就好过了。 |

| 七 | 要多做好事，助人得乐，不快自消。 |

| 八 | 勿处处树敌，"和为贵""相逢一笑泯恩仇"，多看人的长处，理解、尊重他人。 |

| 九 | 要与人为善，以诚恳善良待人，肯定有善良的回报，得个好心情。 |

| 十 | 要参加喜爱的文体活动，生活有度，劳逸结合，消除心理压力。 |

"神补"就是主观能动地养心，达到心理健康的目的。

39 "小事糊涂"益健康

清代著名诗人、书画家郑板桥曾写过一个条幅："难得糊涂"，条幅下面还有一段小字："聪明难、糊涂难，由聪明转入糊涂更难……"自然，这里讲的"糊涂"是指心理上的一种自我修养，意在要明白事理，胸怀开阔，宽以待人。

一个人每天都要受到或多或少或大或小的事情纠缠与人际纠葛，如果一个人遇事总是过分计较，一味地追究到底，硬要讨个"说法"，烦恼和忧愁便会先于"说法"而来，久而久之，不利于身心健康。

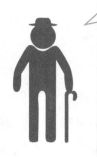

常言道："大事清楚，小事糊涂。"意即对原则性问题要清楚，处理要有准则，面对生活中无原则性的小事，不必认真计较，从心理学角度看，就是对无原则性的不中听的话或看不惯的事，装作没听见、没看见或随听、随看、随忘，做到"三缄其口"。这种"小事糊涂"的做法，不仅是处世的一种态度，亦是健康长寿的秘诀之一。

医学研究表明，人若经常处于烦恼和忧愁的漩涡之中，不仅会加速人的衰老，而且会引起高血压、消化性溃疡等疾病。而小事"糊涂"，既可使矛盾"冰消雪融"，又可使紧张的气氛变得轻松、活泼，岂非养生的妙法？

其实，人们日常生活中许多纠纷常常由一些鸡毛蒜皮的小事引起，这些小事在双方感情好时常会被忽略、被谅解，感情不好就会被放大。心理学研究告诉我们，感情常常带有盲目性、冲动性和时间性，聪明的人在处理这类纠纷时常常用"不置可否""听其自然"的方法，或者称为"冷却法"，因为感情冲动常会因时间的消逝而冷静下来。冷静下来之后就能看出这些纠纷是何等的渺小，因而矛盾常于无形之中随之化解。倘若过分热衷于搞清谁是谁非，或只顾发泄心中的怨恨，无异于"火上浇油"，结果反而会激化矛盾，于身心健康无益。由此可见，在处理某些感情冲突时，在适当的情况下，"糊涂"一下是很有必要的。它会帮助你消除心理上的痛苦和疲惫，甚至逾越难以想象的鸿沟。这是因为，"糊涂"也是乐观主义精神的一种体现。当然，"小事糊涂"绝非事事糊涂，处处糊涂。若在大是大非面前不分青红皂白，不讲原则性，那就成了糊涂虫了。

40 保持心态平衡

北京市调查一些九十多岁、一百多岁的健康老人，研究一下他们为什么能健康长寿呢？他们的生活习惯五花八门，有人是早睡早起，有的是晚睡晚起，这个爱吃肉，那个不爱吃肉，这个爱喝茶，那个不抽烟，但有两点是一样的：所有老人的特点都是心情开朗、性格随和、心地善良、脾气好。另外有一个老太太九十多岁，鹤发童颜，看起来像六十多岁一样，操持家务都行，其实她生活坎坷，也很艰辛，平时粗茶淡饭。别人就问她："为什么你那么健康呢？"她说，就一句话八个字："没心没肺，有说有笑。"

生活有紧有松。事物从正反两方面去看，会有不同的结果。举个例子，有个老太太，她有两个女儿，一个女儿卖布鞋，一个女儿卖雨伞。老太太下雨天为卖布鞋的女儿发愁，到天好了又为卖雨伞的女儿着急，所以整天处在着急、紧张和抑郁之中。她完全可以做到整天高兴，晴天为卖布鞋的女儿高兴，雨天为卖伞的女儿高兴。她也可以整天生气：因为晴天她净想到卖伞的女儿，她就生气了；雨天又想到卖布鞋的女儿，她整天要生气，也就是哲学家讲过的："生活像镜子，你笑他也笑，你哭他也哭。"什么叫幸福，没有什么统一标准，取决于你自身的体验，也就是说人的心境非常重要。一个人心境好，他看到的阳光格外明媚，蓝天更蓝，空气都是清新的，看见谁都很高兴。心情不好，山清水秀不能欣赏，山珍海味也吃不下去，所以你看心境不好的人，1万块钱一张的席梦思床，他睡下去也整晚做噩梦。

"宠辱不惊闲看庭前花开花落；去留无意漫观天外云卷云舒。"就是说人要善于在不同场合保持心态平衡，去也好，留也好，都处在一种淡泊从容的心境之中。这种情况不经过锻炼还是做不到的，心理平衡最重要，但要在实践中不断地提高。

［41］敌对情绪有损健康

生气与发脾气都是一种发泄情感的表现，也就是美国心血管病专家雷特福特·威廉博士称之为"敌对情绪"的表现，是老年人的通病。

生气 ＞ 生气是稍有些涵养的感情发泄，俗语说"闷在肚子里"不利于健康。生气可以闷头不响，甚至气得头昏脑胀，没完没了。

发脾气 ＞ 发脾气比生气高一等，是一种带加号的生气。发脾气亦称盛怒，付诸行动，常使人火冒三丈，大喊大叫，心脏"怦怦"乱跳、血压升高，眼睛发光，拳头紧握发脾气是一种缺乏涵养、缺少同情心的粗俗行为，这种方式的发泄情感，常使老年人陷于尴尬或自责的境态，而且发脾气有害健康，虽然使当事人瞬间感到痛快，却在心灵上留下了长时间的失望和愧疚。

威廉博士认为，敌对情绪有损心理健康。一个人与人为敌的不信任态度，常常引起其体内的肾上腺素和其他主要内分泌激素急速上升，对身体产生不良后果。这时，声音会变得粗声粗气，呼吸加快加深，心脏跳动得更快，手臂和腿上的肌肉变得粗硬起来，全身处于极度紧张状态。据威廉博士对他的一个心脏病患者的观察发现，在他发火时，他的一根冠状动脉几乎完全被堵塞了，此时，他的心脏就不能获得所需要的充分供血量。这个现象充分说明一个老年人（或心血管病患者）生气、发脾气对他心理或生理的健康损害极大。

威廉博士还曾对225名医科大学生进行了长达30年的追踪观察，发现其中"敌对情绪"强或较强的人，死亡比例高达14%，而性情随和的人，死亡比例仅为2.5%。在这批人中，持有"敌对情绪"者患心脏病的人数是"宽容大度"者的5倍。这一统计足以证实上述论断的正确性。

42 忧虑影响健康长寿

人老了常出现体弱多病，头脑不清楚，性欲消失，甚至郁郁寡欢，等待着死亡的到来。因此，有些老人持有一些错误的想法，悲观多虑，老年人的这些错误想法不外乎以下几个方面：

1 忧虑老而多病

有些老年人确有慢性病，感官不如年轻人敏锐，但如能加强锻炼，注意调养，慢性病是可以康复的，有病的人如果消除忧虑，"既来之，则安之"，有些毛病不能统统归结为年老所致。如有位83岁的老人，因肩痛而去就诊，医生说："你该明白，你的这个肩膀已83岁了，"老人反问道："我的那个肩膀同样也是83岁了，却一点也不痛。"经过诊断，证明肩痛是由于严重扭伤所致。因此，医生与老年病人本身，都不要把老年病一律视为因年老而引起的，以免贻误治疗时机。

2 忧虑老糊涂

脑部组织加速退化，大多数是由阿尔茨海默病引起的。这种病早在40岁时就开始，在老年人中这样的例子也并不多见。多数老年病经过医治和调养是可以痊愈的，所以忧虑是毫无意义的。如果把一般的老年病都看作是年老的必然现象而忽视治疗，就会加深老年人的痛苦。老年人对有些药物产生的反应与年轻人不同，如果服药后骤然发生不正常的反应，就应该停药，向医生诉说反应情况，取得医生的及时指导。譬如视觉与听觉不灵敏的老人，往往不能有效地与人交谈，在表情上显得失望、沮丧，但不能看作是老糊涂。如配助听器或加深老花镜的度数以改变其听觉与视觉的灵敏度。

3 忧虑老而无用

往往有些老人退休后，突然改变了往常那样富有活力的生活与工作。整天闷在家里，感到无聊乏味。实际上他们有着丰富的人生观和工作经验，仍然可以为家庭与社会作出贡献。老人在家里照看孙子辈，使儿子、儿媳妇安心工作，没有后顾之忧。在社会上可以做居委会的工作，甚至做失足青年的教育工作以及在大城市里帮助维持交通秩序等等，使老年人感到生活的乐趣，不会产生无用的感觉了。

根据研究表明，退休后无所事事，容易加速衰老，容易得病，甚至缩短寿命，因此积极参加公益活动的老年人，要比同龄人精力旺盛。

4 忧虑性欲消失

一般人错误地认为老年人没有性的需要，但是事实却相反，许多研究表明，老年人仍然享有性生活，但人到老年毕竟会有性功能上的一些变化，例如，老年男女的性反应比中青年人要迟缓，因此需要比以前更多的刺激。

老年人的忧虑是不利于健康长寿的。我国医学认为忧虑过度可以引起脏腑功能失调、气血紊乱，因而引起疾病。据研究，忧虑会使机体的免疫功能下降，外来的病源可趁虚而入，体内某些潜在的隐患也会乘机抬头，从而危害健康。

忧虑导致机体免疫功能的下降，主要原因：

1 神经系统可通过去甲肾上腺素，5-羟色胺等神经递质对免疫器官产生直接支配作用，过多忧虑可使这种支配作用减弱，影响胸腺的功能而使抗体减少。

2 通过神经内分泌激素起作用，其中主要是肾上腺皮质激素。它不仅可使血液中的T淋巴细胞减少，且可抑止β细胞和巨噬细胞的作用。它们的减少会导致免疫功能的下降。

因此，尤其是老年人遇到不如意的事，悲痛、忧虑使机体免疫功能下降，对身心健康是不利的。从心理免疫学的角度来看，则应理智地尽快从忧虑之中解脱出来，重新树立起信心和希望，摒弃忧虑，力图乐观开朗，这样才能健康长寿。

43 与人为善能长寿

中国古代有"仁者寿"的文献记载，因此养生方法中十分重视道德修养，尤其是道教的养生学，更加强调这一方面。

老子曾经说过："重积德则无不克。"葛洪在《抱朴子·内篇》中则明确指出："若德行不修而但务方术，皆不得长生也。"孙思邈也把道德修养放在养生的首位，反复强调道德修养的重要性，他在《千金要方》中说："夫养性者，欲所习以成性，性自为善……性既自善，内外百病皆悉不生，祸乱灾害亦无由作，此养性之大经也。"高濂在养生名著《遵生八笺》中推广此旨，搜集儒、释、道三家有关修身养性的名言确论350多条，编为"清修妙论笺"，列于卷首，可称集大成之作。

有意思的是，美国《纽约时报》1989年1月17日发表的文章认为，愤怒嫉俗和不信任导致早亡，这不啻为"仁者寿"的观点做了新的证明。

精神病学家雷德福·威廉斯教授发现，易怒及愤世嫉俗者比那些沉着、信任他人者，在不到50岁时残疾的可能性高出4倍。他说，不友善者和友善者似乎有着根本不同的神经系统。

◉---　当友善的人被激怒并感到心烦意乱时，他们的副交感神经系统"就像跑表那样"起作用，使他们平静下来。

◉---　另一方面，不友善的人似乎有一个脆弱的副交感神经系统。他们的肾上腺素使他们激动、使他们焦躁不安，因而与世界的互相影响差异很大，而这些差异，早在婴幼儿时期就出现了。

威廉斯说，在受到骚扰时，不友善者的血压比友善者的血压上升幅度大，这可能使他们的心脏和血管受到损害。又说，信任他人者的心脏活动时间更长，因为心脏不会受到副交感神经系统的破坏。

(44) 把生命掌握在自己手中

这是一个真实的故事。

在我国江南水乡的一个著名古城里，有两位大名鼎鼎的医生，一位是伤科世家，一位则是内科专家。伤科医生生就一副铜筋铁骨，身材不高，面目俊秀，尽管门诊每日100多号，操纵自如，精神不倦，可惜一到晚上，便纵饮狂欢，沉湎酒色，抽鸦片，打麻将，不到50岁，便英年早逝了。那位内科医生正好相反，由于先天不足，生得十分羸弱，19岁时患了肺结核，吐血遗精，几乎不起，后来矢志学医，生活十分谨慎小心，不吃烟酒，作息有时，对性生活更是慎之又慎，到了80岁还思维正常，眼不昏花，一直到89岁才去世，要不是夫人早3年去世的话，恐怕寿命还会更长些。

这一对例子正印证了明代大医学家张景岳的两句养生名言：

> "先天之强者不可恃，恃则并失其强矣；
> 后天之弱者当知慎，慎则人能胜天矣。"

也真是无巧不成书，上面提到的两位医生正是张景岳的同乡后辈。一位听从同乡先辈的金玉良言，获得了高寿；另一位不信真理，把本来应该活得较长的寿命也过早地消耗掉了，实在太可惜了。

祖国医学认为"先天强厚者多寿，先天薄弱者多夭"。先天的遗传因素确实会影响人的体质，而体质的强弱又与人的寿命密切相关。不过，这仅仅是从一般意义上来讲。茫茫世界，芸芸众生，并不是先天强厚者都长寿，先天薄弱者都短命。先天条件再好，如不注意保养，生活无规律，或者酗酒纵欲，喜怒无常，自己作践自己，怎么能长寿？反之，先天不好，只要能重视保养，完全可以弥补先天的不足，把生命牢牢地掌握在自己手中。

(45) 学习可以延年益寿

人们普遍认为，学习用功会使脑力衰减，影响寿命，其实这是毫无根据的。古今中外，从事高度脑力劳动的科学家、发明家、作家等，年长寿高者不乏其人。

孔子享年73岁，唐代大医学家孙思邈享年101岁，宋代大诗人陆游享年86岁，元代科学家郭守敬享年也是86岁，当代著名画家齐白石享年93岁，文学家郭沫若享年86岁，地质学家李四光享年82岁。生物进化论的奠基者达尔文享年73岁，大科学家牛顿与爱因斯坦分别享年84岁与76岁，女作家斯特朗享年84岁。

对于"用脑与寿命"的研究，国外有学者曾做过一次有趣的统计。他挑选了在欧美出现的400名杰出人物，按他们从事的不同职业分类进行统计，平均年龄为66~67岁，其中寿命最长的是大量用脑的科学家、发明家、作家等，平均年龄为79岁。由此可见，勤用脑是无碍于寿命的。

近几年来，不少从事老年学的专家发现，学习同身心健康、延年益寿密切相关。

瑞典人格雷戈里·哈伯尔，4年前患有心动过速、精神抑郁和头痛等病症，经医院检查证实非器质性病变，心理学家建议他参加周末进修班学习，不久就恢复了健康。在美国，类似这样的例子还很多。从事老年生理学研究的约翰·摩西博士说："学习是一种涉及全身的活动，特别是视觉、听觉及其他感觉，还涉及反射和一种被我们称为意向的活动。依我看，不论老幼，一般学习上的要求都会使人健康。"南加利福尼亚大学老年学研究中心的心理学家詹姆斯·比伦，认为进修学习犹如运动。许多事例证明，老年人坚持智力锻炼，就能起到保持身心健康和延年益寿的作用。

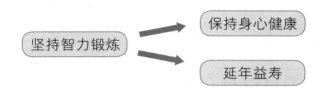

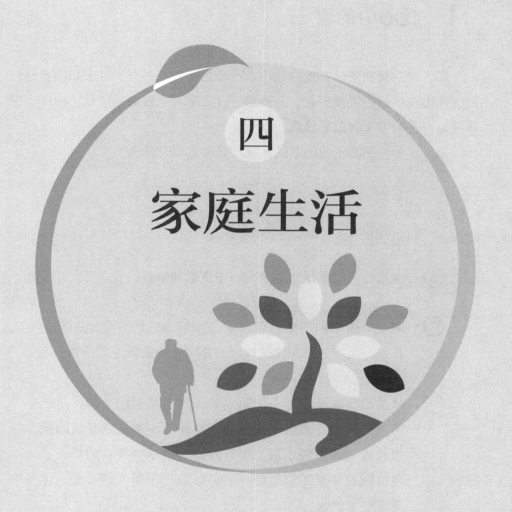

四

家庭生活

1 我心中的家

那天黄昏我和老伴在校内散步，不经意间看见一对年轻夫妇领着他们的女儿也在校园内慢慢走着，看着那三口之家其乐融融的情景，顷刻心中荡漾起一种家带来的温馨感觉。

家，这个再熟悉不过的字跃入我的脑海，家是什么？

家是什么？

○ 家是社会的细胞，是亲人心中依恋和牵挂的爱。

○ 家是一束洁白的康乃馨，家是小草滋生的芳草地，家是花园，美丽的花卉在这神奇的花园里散发着爱的芬芳。

○ 家是巴金激流三部曲的第一站，家是儿童的乐园，是老年人的天堂。家是个安全岛，脆弱的小燕遇到暴风雨就想躲进来的温暖小巢。家有时是一位慈祥善良的母亲，你可在她怀里尽情撒娇。家有时是一个娇气的孩子，你得好好保护她。

○ 家是一条绚丽的七彩虹，有时像一轮秋日的艳阳，为我们生活洒满愉快欢乐的阳光，如果我们是一朵朵漂泊的白云，家就是那一望无际的天空。

◎ 家是一所综合性的大学，尊老爱幼，教育子女，当家理财学会过日子，正确处理夫妻、父子、婆媳、妯娌、兄弟姐妹的关系，还有烹调技术、室内装饰、衣着打扮。这儿有物质的享受更有精神的寄托。

◎ 家是人一生中待的时间最长的场所，是海洋里可避狂风恶浪的港湾。家是那美丽画图中重彩的一笔，又宛如一道亮丽的风景。在这里让我感受亲情、爱抚、关怀、体贴，在我大病难受之日，那无限温情驱走我肉体的疼痛，给我战胜疾病的勇气。家是出征前的号角，在我事业的背后给予支持、鼓励和加油！

◎ 家是意蕴悠长的温馨、平和、自由、温暖的栖息地，是我情感的归宿。家，我爱你，我将在有限的生命里品尝着你那无穷无尽的韵味。

②　妻爱如月

妻子的爱应该什么样？有人说：妻爱应似六月的太阳，火辣辣，爱得热烈，才够味道。有人说：妻爱应如三夏的劲风，热乎乎，爱得疯狂，才够刺激。其实，全错了，如果妻爱像六月的太阳，那情爱固然炽烈炙人，但一到冬天便惨白无生气，热点变冰点。妻爱如三夏的劲风也不妥，风起自有风息时，热恋过后，情爱之风往往会奄奄一息，甚至丝风不动，让人窒息。君不见一些人，婚前海誓山盟，爱得死去活来，婚后骤生情变，爱巢战火纷飞。最终法庭拜拜，怒眼相视，各奔东西。热得快，冷得也快。情在何处？爱在哪里？

妻爱如月。

月亮虽没有六月太阳那般炽烈，却柔情似水，缱绻无限。月亮虽没有三夏劲风那股狂热，却柔肠蜜意，别具风情。月亮不像太阳，夏热冬冷，叫人平添懊恼；不像风儿，时疯时息，叫人苦于捉摸。不论春夏秋冬，冷热寒暑，月亮总是那么端庄、文静、温柔。月亮以其近于痴迷的情爱与你长相守，永相随。当你事业有成时，她柔情万种地依偎着你，与你同欢愉；当你潦倒寂寞时，她默默地厮守着你，与你度凄寒；当你受挫憔悴时，她温柔地抚慰你，与你共患难；当你孤旅远行时，她与你相伴到海角，到天涯！月亮的爱不以富贫生异、不以贵贱移情、不以荣辱变心，是无私的真爱，心底的挚爱。

 我妻如月。

妻从没对我说过"我爱你"之类"滚烫"的情话。她的爱通过无微不至的体贴、关怀，表现得淋漓尽致、一往情深。我俩相濡以沫40年，妻从没跟我红过脸。我一辈子当的是基层干部，工资低，孩子又多，一生穷愁。妻从没抱怨过。年轻时在大队工作，官不大，事倒不少，再加上我爱书如命，一有空便抱着书读，一读书啥都忘了，连浇菜地、挑吃水，这些本应男人干的活，也常被妻独个儿干了。我常歉意地对妻说："咋不叫我一声，让我干。"妻尽管一脸的疲惫，仍甜甜地笑着说："你不正忙着么，我干得来。"我偏爱"爬格子"，哪怕是酷热难当的三伏天，有了好"点子"，总要点灯熬夜，不写好不罢休。每当此际，妻总是坐在我身旁，摇着扇子为我驱蚊祛热，让人好感动、好惬意。后来我有幸当了国家干部，一个月难得回家一趟。妻上要侍奉老母，下要抚养四个孩子，内内外外，妻成了名副其实的"一把手"，身心劳累自不待言。我深感内疚，妻却总是故作轻松，鼓励我"好好工作，别耽误了公事，家里用不着操心"，解除了我多少后顾之忧！我一生多病，妻总是恨不能将病从我身上抓下来，移到她身上去。

学者安纳德说过："太阳出得太大的时候，人们就恨它。风刮得太大的时候，人们就讨厌它。只有月亮是人人都喜欢的。"愿女人都作温情的月亮，愿男人都作追月的彩云。彩云追月，地久天长。

3 最宝贵的财富是老伴

一日，我与几个老友聚在一起，年逾古稀的潘老风趣地说："你们认为人生最宝贵的财富是什么？"老张说："人生最宝贵的财富当然是金钱喽，有了钱，什么事都好办。"老李说："是权力，有了权就有了一切。"老王不紧不慢地说："是儿女和荣誉。"潘老摇着头，一本正经地说："你们说的都有道理，但是都不对。我一直认为人生最宝贵的财富是老伴！"潘老的话说到了我的心坎上，我表示赞同。

人活在世界上，有一个相知相爱的伴侣，才是最宝贵的。金钱是不可少的，但金钱和幸福不能成正比，而且金钱也并不是万能的。权力再大，也总有失去的时候。荣誉再高，也只能说明过去，不能代表今天和明天。人生在世，总要为儿女忙碌，无可厚非。但有句俗语说："满堂的儿女，不如同床的夫妻。"也许，这句古语是一条永恒的真理。

我曾和老伴开玩笑说："我的工龄长、工资高，退休后我可不求你。"她笑着说："那太好了，我可就清闲了，你饿了，就让钱烧饭给你吃；你渴了，就拿钱当茶喝；你病了，就叫钱来服侍你；你冷了……"

是啊，有一个风雨同舟的终身伴侣，才能够享受人间的天伦之乐。你成功时，与你分享欢乐；你受挫时，鼓舞你扬起生命的风帆；你寂寞时和你聊聊天，可以无话不讲，毫无顾忌，使你感到温存。

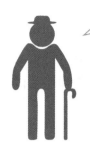

人人都希望夫妻恩爱白头偕老，这简简单单的几个字，做起来确实很不容易，两个人相伴一生，爱情之花要靠双方精心浇灌，要从一点一滴来培养。要把握好夫妻相伴的每一个阶段；火热奔放的青年时期，漫漫长路的中年期，还有"夕阳红"的晚年。

4 老年夫妻宜"恩爱如初"

我今年71岁，身体状况良好，仍有性欲要求。只是觉得勃起能力大不如从前。请问，老年夫妻还能过好性生活吗？

一男性读者

?

性生活可维持至晚年。一部分老年人由于观念不正确又缺乏对自身变化的了解，所以终止了性生活，这种现象不利于生存质量。

老年男性体内雄激素降低，生殖器官如睾丸体积亦缩小。精液和精子数量下降，阴茎发生退行性变。但是上述过程极其缓慢，不少人步入暮年仍可保持性能力并过性生活，甚至有生育能力，只有30%的70岁以上男性丧失性欲。

据调查，西方男性65岁以上的性交频率平均每周0.3~0.4次。与年轻人相比，老年人对性刺激的反应有所下降，阴茎勃起时间延长，持续勃起时间短，勃起也不那么坚挺；老年性冲动、性兴奋的激发常需对生殖器直接接触刺激，从勃起到射精的时间也长些，射精没有青年那样强而有力，不过快感仍存。

老年人精神生活健康指南（第三版）

值得一提的是，老年人性经验丰富、技巧娴熟，在某种程度上可以弥补生理功能的减退；此外，性活动中情话、接吻、皮肤接触欲的满足并不需要强健的体魄，老年深知情爱的深度与广度，单纯从爱抚角度评分，老年得分远高于青年。

一对恩爱的老年夫妻，如果性心理良好，又无生理疾患，即使进入暮年仍有望保持满意的性生活。

5 少年夫妻老来伴

前年秋，我们到广州暨南大学小儿子家去过冬。一天傍晚，我和老伴习惯性地到校园中去散步。夕阳下的校园美丽安宁，水泥小路上，师生们来去匆匆，有的去了图书馆，有的去上晚自习，小路两旁栽种着五颜六色的花草，在金色的夕照下璀璨夺目，随着晚风轻轻摇曳。

我和老伴正陶醉在怡人的景色之中，倏地，迎面走来一对老人。老汉和我一样，是位偏瘫患者。他一只手拄着一根拐杖，另一只手缩在胸前不能动弹，他比我的瘫痪更重。老妇双手与其说是搀扶着老汉，不如说是抬着老汉半个身躯，承担着老汉大部分重量。老汉一小步一小步一颠一跛地挪动着脚步，吃力地向前走去。可想而知，她走得不会轻松。他们披着金灿灿的夕阳，相依相偎在绿树丛中走着，是那样的坦然自若，平静如水。我走过去了，仍然不舍地回头望去，直到那对拥有不老爱情的伴侣消失在远处的绿树丛中。我想，这不就是庄子说的"相濡以沫"的情怀吗？

此后半年多的时间中，每当晨雾迷蒙或晚霞初照的时刻，我和老伴总要遇到这对老年情侣，他们相依相偎得那么自然，目光中充满了柔情和默契。我仿佛看到，他们就是这样走着走着，走过了风霜雨雪，冬去春来，走过了半个世纪……也许他们夫妻之间，虽然不再有年轻时代那么多的幻想和浪漫，但是他们埋藏在心灵深处的情爱，经过时间的考验，就像殷红的夕阳，更加艳丽柔媚，依恋情浓。

现在有些人喜欢说"世间不可能有永恒的爱情"，以为如今物欲横流，真情难觅，因此游戏人生，玩弄感情，但那只是极少数人。我坚定地认为，爱情是不老的、永恒的。正如哲学家培根说："所谓永恒的爱，是从红颜爱到白发，从花开爱到花落。"

一年多过去了，暨南大学校园的生活渐渐在记忆中淡漠，但那对相携相随、并肩蹒跚而行、不知姓名的老人的身影，依然清晰地留在我的脑海。

英国诗人叶芝在《当你老了……》诗中写道：

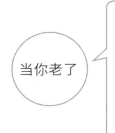

当你老了

多少人爱你年轻欢畅的时候
爱慕你的美丽、假意和真心
只有一个人爱你朝圣者的灵魂
爱你衰老了的脸上痛苦的皱纹

那两位老人就是永恒的爱的象征。

老年夫妻同心协力度过了各种艰难险阻，历经了曲折坎坷，好比用心血染红的夕阳，是一天中最光彩夺目的时刻，也是夫妻关系的顶峰时期。

我和老伴每天坚持散步，并肩携手走在大街小巷之中，常常令一些路人驻足观望，投来艳羡的目光。友人说，我们年轻时也没有这么浪漫过。一个摊贩说，这两老每天牵手散步，可真亲热。一天，一位少妇突然走近前问我："您过去是不是对她也这么好？"我一时语塞。

俗话说，"少年夫妻老来伴。"所谓"伴"，就是相依为命，欢度晚年。夫妻双方互相关心体贴，扶持帮助，在心理上都能获得最大的满足，最大的宽慰，体验到爱情的美满甜蜜，饱尝人间的温馨幸福，让生命在爱的沐浴和光照下开出更香更美的花朵。

我遥祝广州的那两位老人永远幸福长寿！

6 白头偕老六诀

人与人相处难免会产生矛盾，即使是十分恩爱的夫妻，也难免磕磕碰碰。然而，夫妻间频繁的磕碰可能会导致关系紧张，甚至形成感情危机。如果夫妻间无休止地争吵，或整天相对无言，或同床异梦、各怀心事，那么，这样的家庭生活将是令人十分痛苦的。若因此而分道扬镳，妻离子散，则更为可悲。要想避免这种悲剧性的结局，就必须从夫妻关系刚刚开始紧张时做起。以下几点供您参考。

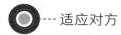

⬤--- 适应对方

夫妻间性格、情趣有差异并不奇怪，但不要让这种差异发展成夫妻关系的障碍。因此，要努力改造自己，尽可能地适应对方的爱好、习惯与性格。比如，对方是舞迷，而自己不会跳舞，那就应学一学跳舞，并尽量多陪对方去跳几次舞。总之，努力使夫妻双方步调一致，才会有更多的共同语言。

⬤--- 尊重对方

许多夫妻常为争夺家庭财政大权而争执，有时还牵涉双方的老人或亲属。依常理，夫妻间建立绝对的信任而共同理财是最佳方式，不过，如果对方擅长理财并且是从为家庭着想的愿望出发而强烈要求理财，那么，把财权交给对方也未尝不可。只要没有原则问题，形式上的"一把手"或"二把手"并无本质区别。

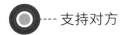 支持对方

一般来说，夫妻二人在事业上都获得较大成就往往不太现实，家庭中的日常琐碎事务毕竟需要有人料理。如果夫妻中的一方能在事业上做出显著成绩，那么另一方就应有一些自我牺牲精神，尽可能地支持对方，为对方提供方便。

◉--- 褒扬对方

任何人都有优点和缺点，而且很容易在家庭生活中暴露出来，此时，尽量不要频繁而激烈地指责对方，而应耐心地进行劝导，同时，要善于在细微处发现对方的长处，择机褒扬对方，这种真诚的态度可以增进双方的感情。

◉--- 照顾对方

当对方生病或遇到其他特殊情况而处于逆境时，要给予对方充分的关心和照顾，毫无怨言地把对方暂时不能承担的家务承担起来。

◉--- 巧妙沟通

夫妻间发生口角时应主动退让，因关系紧张而久不对话时应主动攀谈，总之，应充分理解对方，向对方坦诚交心以求得对方的谅解。如果暂时谈不拢，可通过亲戚朋友、子女转达，或采取书面形式向对方表白。

⑦ 夫妻好合　相补相融

　　有对夫妻再过几年就是金婚之庆了。"妻子好合，如鼓瑟琴。"遗憾的是这曲美好的旋律竟被几个噪音破坏了和谐。几十年的共同生活，相依为命已到晚年，按理说是应笃实无猜。有人说：夫妻好比同一把琴上的弦，在同一旋律中和谐地振动。而他们正是由于缺少共鸣，缺少相互间的理解和心灵上的交流，才时常被"噪音"搅得恼闷不堪的。

　　老先生对自己的固执、刻板确应有所认识，不要以为传统和习惯都是美德。妻子为您购置了新衣，您不穿等于拒绝了她的情感；妻子盼您能一同去晨练，一同上街走走，您毫无雅兴也会令人沮丧。您为什么不能首先让自己在心理上年轻起来，如有人那样"年逾古稀正是春"呢？老太太看不惯丈夫的刻板，没有珍惜他忠实善良的美德，动不动就唠唠叨叨，说其窝囊，为什么不考虑丈夫的自尊心，对他的感情、兴趣给予理解和关心呢？

　　黑龙江省作家郭仙鸿夫妇被人称为"一对欢乐鸟"，正是他们能相补相融，既没因文化程度差别造成隔阂，也没因不同志趣形成沟壑。妻子支持丈夫的事业，还尊重其养鸟嗜好当起"鸟保姆"，丈夫也不惜辛苦和破费满足妻子的兴味。正如世人言："美满的家庭如同甘泉，使人洗心涤虑、怡情悦性。"但愿这对夫妻也能为此共同付诸一点努力。

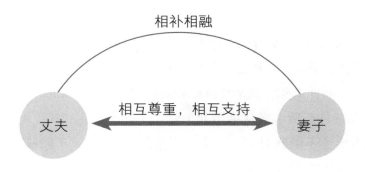

8 长相知 不相疑

　　人进入老年阶段，由于机体各组织、器官的功能逐渐衰退，因而心理活动也发生了一系列的变化。譬如，观察迟钝，记忆力下降，抽象思维能力减弱，情绪易焦虑抑郁，脾气多任性无常，容易发怒，有时甚至疑神疑鬼，特别是老年夫妇年岁相差较大者，即使年龄相差不大，而身体健康情况有悬殊的，往往年龄较大或体弱的一方，常产生一些疑心病，总觉得对方对自己不忠，甚至怀疑对方有外遇。在社会上这种现象是存在的，但不是每对老夫妻都有这种不幸的经历，特别在更年期，心理上的变态更为明显，更应引起夫妻双方的警惕。

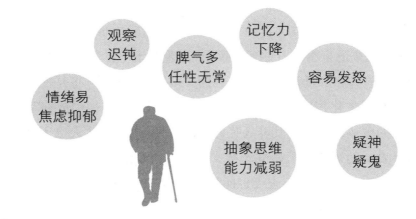

　　一位诗人说过："爱情——这不是一颗心去敲打另一颗心，而是两颗心共同撞击的火花。"夫妻之间达到"长相知，不相疑，不相疑才能长相知"的地步，靠什么呢？就是靠彼此心灵的袒露，相互无限的信任。列宁和他的夫人克鲁普斯卡娅从结婚起，就订了一个规定：一、绝不盘问对方；二、有事绝不隐瞒对方。一个"不盘问"，一个"不隐瞒"，反映了相互忠诚的信任感。

诚然，生活是丰富多彩的。人生在世，除了夫妻间接触外，很多时间男方或女方在社交方面难免要和其他异性如同学、同事交往，这也是正常现象。倘若一接触就相疑，是不应该的。国外一位哲学家指出："爱情是专一的，友情是广泛的。""夫妻好比同一把琴上的弦，他们在同一旋律中和谐地颤动，但彼此又是独立的。"因此夫妻之间必须互相尊重，而不是互相拴上链子。如果因一时误会发生了猜疑，双方不应争吵，而应该心平气和地交换看法；如果猜疑一时未消除，万不可用离婚相要挟，而应该理智地等待，并用行动表示彼此的忠诚。可以相信，只要双方耐心，经过一段时间的相知，无端的猜疑自然会消失。

9 保持夫妻角色平衡

夫妻间出现差异是一种正常现象，但是，差异过大，会给一些人的家庭生活带来不悦和烦恼，甚至造成一些家庭的解体。

首先

如何缩小夫妻间的"角色差异"成为一种生活艺术。从婚姻关系上看，夫妻之间具有足以合为一体的聚合力，不存在任何互排性；另一方面，双方都自食其力，又都是家庭财富的创造者，不存在依附性。他们在人格上是平等的；在家庭地位上，在对家庭所承担的义务和享有的权利上，不存在主次与高低之分。即使这个人在单位里是处级、局级干部，但一跨进家门，仍然只是一个丈夫（或妻子）。因此，夫妻间互敬互爱、互帮互助，是感情赖以存在和发展的前提；而纯真的爱情常常会使差异退到无关紧要的位置。

其次	理解是连接夫妻两颗心之间的一座无形的桥。心相通了，才会有共同的语言，有信赖感和谅解，而这又是夫妻感情赖以植根的土壤。

再次	学会互相接近，这是缩小和消除夫妻间"角色差异"的有效办法。他（她）有这方面的长处，你有另一方面的长处，以长处互补来实现"角色平衡"；或是做必要的牺牲，比如你有某种兴趣与嗜好影响着夫妻关系，不妨来一番忍痛割爱。

夫妻间完全没有差异是不现实的，因为有些差异确难避免。学会在差异中相处，也不失为保持夫妻"角色平衡"的一个办法。

〔10〕 清贫生活苦也甜

想当初，与妻在大学时能相爱，除了文学做媒外，我们还有一个共同点，那就是清贫：她家贫穷，我家贫困。

一次，我和她在憧憬未来生活时，我说："今后日子将清贫。"她无所谓地说："清贫不可忧，只要精神富有。"妻之豪言壮语，令我感动。于是，我们在简单的婚礼中结成了清贫夫妻。当时家具只有一张床、一张书桌和两个大书柜，唯一的"电器"就是电灯。一位来参加婚礼的同学幽默戏谑道："你们家和我单身汉一样，耗子看见都摇头，小偷进屋也叹气。"妻自嘲道："贫穷未必是坏事，富有不一定活得轻松自在。"

婚后的生活，我们免不了有捉襟见肘的窘迫和好事难成的无奈。对于恩重如山的双亲，我们需要用钱来回报父母的哺育之情，对于情深似海的亲朋好友，我们需要用钱来抒写人际的平衡……缺钱的日子，倒使我们对生活的体验更加真实。

生活虽然清贫，但清贫中不乏乐趣。正如匈牙利作家莫里兹的短篇小说《七个铜板》开篇所言："穷人也可笑，这本是神明注定了的。"我们没有钱，不像富豪人家一日三餐在饭店餐馆解决；但我们可以吃素净的食物，不会因为脂肪过剩而忧心，可以利用家中柴米油盐，奏响锅碗瓢盆交响曲，享受家庭生活的乐章。时常，我和妻一道下厨，照着菜谱做菜。虽谈不上美味佳肴，但品味自己亲手做出来的饭菜，也别有一番味道。

生活的清贫，不会冷却我们读书的热情。我们不满足大专文凭，于是，妻读函授本科，我读在职研究生。一盏灯下，各自苦读，似有古人说的"红袖添香夜读书"的美景。当我们顺利地修完一门门功课时，我们像农夫收获一样陶然自得。我们还时常把积攒下的钱买自己喜欢的书。对于买书，我们从不吝啬。看着书柜里日益增多的书，我们感到自己富有了。在书中，我们共同追求那安顿心灵的境界。每当夜阑人静时，或伏案，或倚床，手执一卷，奇文共赏。此时，白天为生活奔波的疲惫悄然而去，似乎在书中寻找到了滋润灵魂的绿地。

钱多，有钱多的活法；钱少，有钱少的乐趣。富豪人家可以日日歌舞，寻找刺激。我们没有钱，不必进舞厅酒吧潇洒，不必强迫自己追星逐潮。

我们清贫，却感到富有，平时省吃俭用，但绝不爱财如命。我们挤出一部分钱去帮助贫困户，去参加希望工程救助活动，去为洪灾地区捐款……当看到我们帮助的贫困户逐步富裕时，我们感到欣慰；当救助的失学儿童快要毕业时，我们感到充实；当受洪灾的群众能够安居乐业时，我们感到高兴……

现在我们依然清贫，但我们安居于此，因为不以"钱"喜，不为"钱"悲。清贫的日子活得充实自在，活得轻松洒脱。

清贫生活如饮茶，初尝不免苦涩，细品却有芳香。

⸨11⸩ 修补家庭

　　有家庭可真不容易。新婚时不觉得，感情、生活、家具、用具几乎都是新的，享受为主，自然不觉不易。

　　待添了子女，当了"老子"，可就嚼出滋味来了。先是水管坏了，怎么拧都拧不住，拧住了又打不开，没办法，得去买，得装，折腾一番总算好了。不几天，电灯线路又出了问题，又搬桌子架凳子，爬高上低地去检查，去复修。接着又是洗衣机不转圈，电视机积尘放电，自行车链条折断，无穷无尽的烦恼事接踵而来，叫你应接不暇，忙得腰酸背痛。忙中偷闲，不管满手油灰，懒懒地点一支烟慢吞，深语：家庭，家庭，真是修补家庭，不修不补不家庭。这一点，叫人沮丧无奈不已，摇头点头低头复而苦笑而受之，也就八九不离十地悟出又一条真理：婚龄在三五年以上的男人，几乎个个都是半个电工、水暖工、修理工。真所谓时势造英雄了。

　　这还好说，更为难与累的却是精神和感情修补。一结婚即十分真切地进入各种社会角色：

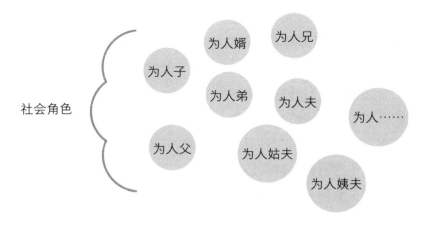

　　简直有说不清的扮相。这一方关系处不好这家怨，那一家关系处得太好又落他家说，你不得不再去平衡和修补。最为直接和经常的则是夫妻感情方面的冲突和修补，而且这方面对"产品"型号、质地、技术、工作态度的要求又特别高，搞不好补而留疤，阴天泛痛，搞不好补而愈裂，适得其反，叫你苦不堪言。补好了，则能事半功倍，春回大地，鸟语花香，乐悠悠，陶然然，温情无限，不知仙是我，我是仙，不知今夕是何年——然而，此境界又是何等难求！

人是俗人，世是俗世，家庭是俗家庭，修修补补当属自然。但只能是小修小补，如果真的要大修大补，那可就要敲响警钟了：危险！

〔12〕把欢乐带进家门

家庭是欢乐与共、同甘共苦的可靠载体。人有烦恼和痛苦，在外无法发泄或不宜发泄，唯有进了家门才到了最适当的"消气"时刻，可以获得同情与安慰。但我却不赞成让家人不明不白地看你"发气"。

你若是把个人的烦恼化作"闷气""怨气"送进家门，便破坏了一家人的心理健康。

人的心理健康，是保护身体健康的重要内在因素。所谓"笑一笑，十年少；愁一愁，白了头"，就是人生体验的总结。

成年人，应该善于自我解脱，求得心理平衡。即使需要家人疏导，也应用理智的倾诉求得理解与慰藉。成年人更要有一种达观的气质。人生"不如意事常八九"，生活中小小的沟沟坎坎，跳过去也就是了，或以合法的正常手段去赢得理性的解决，兴许烦恼又转化为一种欢愉。

鸡毛蒜皮类的小不如意，可不予计较，或可在温馨、欢乐的家庭气氛中予以化解，完全用不着"倾盆大雨"式的加以发泄。培根说："经得起诱惑和各种烦恼的考验，才算达到了最完美的心灵的健康。"不被烦恼情绪所左右，就能把欢乐带进家庭。

（13）爱就是答案

清晨散步的时候，常常看到一个中年男子用轮椅推着妻子沿着林荫道缓缓而行，而且他还不时微笑着对妻子说着什么，绿色的柳条在晨风中舞动，晨光中的人与树都很美。

那个推轮椅车的中年男人看上去40多岁，听人们说，他那轮椅上的妻子已经失忆，认不出曾经熟悉的亲人和朋友。很多人曾试图帮助中年男人再找一位妻子，都被他婉言拒绝了。每天的清晨和傍晚，他都会推着妻子出来散步，他说希望有一天，妻子能恢复记忆，认出自己和家人、朋友。

他们是我们小区里的一道风景，我曾经感慨现代婚姻的多变，很多年轻人今天还是甜蜜恩爱的夫妻，转眼就形同陌路各奔东西。我常常和周围的人探讨，哪里还能找到持久的爱情？我周围很多年轻人对我说："婚姻就是搭伙过日子，大家今天在一起过就是夫妻，明天的事谁又能知道呢？"

不错，当今人们的婚姻很多是快餐式的，缺乏深厚的感情基础，当夫妻之间出现了感情问题，或一方身体健康出了问题，很多人会选择一拍两散，这确实是无法否认的事实。

听说我们小区里这个中年男人在单位里是中层干部，各方面条件都不错，劝他另寻佳偶的人也大有人在。究竟是什么力量支撑着他，让他对妻子如此一往情深、不离不弃呢？带着这个疑问，一天傍晚，我和这位中年男子聊了起来。

他说他和妻子是大学同学，他年轻的时候家里很穷，妻子顶着父母和亲友的压力义无反顾地嫁给了他。多年来，在清苦的生活中，妻子用柔弱的双肩扛起了家庭的重担，一面操持家务，一面照顾身体不好的公公、婆婆，同时还要带孩子。这些年，日子逐渐有了一些起色，孩子也上了大学，没想到妻子却遭遇车祸，导致下肢残疾并且失去了记忆。他每天都给妻子洗澡，天天为她换洗衣服，常常在她耳边呼唤着她的名字，希望有一天妻子能够醒来。每天回到家，看到妻子还活着，还在等着他来照顾，他会感到自己被妻子和家人所需要，也就找到了"家"的感觉。他曾经对妻子说过："也许我不能带给你太多的富足和浪漫，但是我们可以一起在每天清晨的时候享受阳光，在每天傍晚的时候欣赏夕阳。"

听着中年男人质朴的话，我被深深地感动了。没有海誓山盟的浪漫，没有海枯石烂的诺言，世界上最能够打动人心的就是一份不离不弃的爱。这种爱很动人，也很持久，但是很多年轻人却做不到，他们只知道在玫瑰花丛中体验浪漫，他们根本没有理解到底什么才是真正的爱情。

这位中年男子推着轮椅上的妻子，在每一个清晨和傍晚，一起享受晨风、欣赏夕阳，那是他们自己的浪漫，那种深挚的爱与呵护，有多少人能够读懂？很多人不能理解，他现在既有地位又有钱，为什么不去拥花揽月？何以对一个失忆的残疾妻子恋恋不舍？他们永远不会懂得那种深层次的爱，爱本身就是答案，爱是他们心里的阳光。

14 老年夫妻谈话怎样讲究艺术

1 对老伴讲话，要用尊重、信任的态度和口气讲话。

2 遇到老伴责怪时，切忌以牙还牙。

3 既要真诚坦率，又要察言观色。

4 要随时注意谈话内容、气氛和交流的数量。

⑤ 夫妻对话时的忌语：

- 忌把多件事情串联在一起讲；
- 忌侮辱老伴，肆意宣扬家丑；
- 忌提出前后矛盾的不合理要求；
- 忌无限夸大指责老伴；
- 忌抠字眼指责老伴；
- 忌威胁恐吓老伴；
- 忌否认已经详细讨论过已达成的事宜；
- 忌在所要求的事上随意挑剔毛病，怎么都不满意；
- 忌无缘无故地改变主意；
- 忌为自己不该有的行为，无缘无故地责怪别人。

⑥ 万一发生争吵或矛盾，应立即亡羊补牢，主动和解。

15 如何避免更年期夫妇不和

① 更年期夫妇双方都要学点生理与心理常识，了解各自及对方的变化特点，避免因误解而引起的夫妻关系紧张。

② 夫妇双方应互相体贴、互敬互爱。特别是身体较好的一方要耐心、体谅，不能厌烦急躁；另一方也要克制自己，互相适应，不要为了区区小事，纠缠不休。

③ 对出现的性生活问题，不应回避，应相互讨论，求得相互理解，必要时可找医生进行科学咨询。

16 老年夫妻间产生矛盾怎么办

1 〉 主动-----老夫妻俩应主动防止产生矛盾和消除矛盾。

　　ⓐ 沟通信息，求得谅解。

　　ⓑ 查己不足，看彼长处。

　　ⓒ 加倍体贴，多做实事。

　　ⓓ 不存芥蒂，恩爱如初。

2 〉 理解-----几十年的夫妻生活，双方对彼此都有深刻的了解，没有必要为生活小事斤斤计较。

3 〉 相敬-----夫妻双方都应相敬如宾，互敬互爱，即可减少矛盾和消除矛盾。

4 〉 互补-----老年夫妻在心理、生理上有一定的差异，可通过巧妙的调整来达到互补，从而消除矛盾，促进夫妻俩的进一步和谐。

5 〉 防激-----防止矛盾激化可采取：

　　ⓐ 缄默

　　ⓑ 回避

　　ⓒ 转移

　　ⓓ 幽默

　　ⓔ 忍耐

灵活运用，再大的矛盾也会迎刃而解。

〔17〕 老年夫妻的相处之道

① 在日常生活中互相关心和照顾，自觉地共同承担家务劳动。

② 要重视夫妻之间的爱情基础，有意识地共同巩固和发展老年夫妻的爱情。

③ 互相尊重和体谅对方在生活习惯和爱好上的各种变化，并努力发展生活中的共同兴趣。

④ 遇事共同商量，在处理家庭和社会交往事务中，应尽量取得一致的意见。

⑤ 老年夫妻一般年老多病，更需要互相关心，遇到老伴生病时，更应加强对他（她）在生活上的照顾和精神上的安慰。

〔18〕 该不该留"私房钱"

怎样正确对待"私房钱"，这是历史遗留下来的问题，是复杂的社会、家庭经济现象。它在一定程度上反映出夫妻间的历史关系、心理特征以及双方的协调能力和理解程度。所以老年人对这个问题的处理应当十分慎重，双方应当在互尊互谅的基础上，在心平气和、自觉自愿的前提下，去考虑是否仍然有其存在的必要，以及加以改变后的利弊和得失。

19 老人如何消除丧偶之悲

生老病死是人生命过程中的自然规律，"白头偕老"的恩爱夫妻也难免"死别"之悲。现实生活中，有的老人因为丧偶而加快了衰老，甚至因悲伤过度猝然而去。因此，老人们正确对待丧偶之悲是提高晚年生活质量的重要环节。

通常，老人无法摆脱丧偶之悲首先是思念之悲难平。老夫妻由于共同生活了几十年，彼此建立了深厚的感情。一旦失去对方，一时难以接受，会感到莫大悲哀。心情压抑，常常触景生情导致情绪进一步恶化。结果自我封闭，形成消极度日的处世心态，使生活质量和健康状况日趋下降。

内疚自责使悲哀加重。喜欢回忆往事是老人的一大心理特点。回想起配偶对自己的恩情，往往联想到自己对其"亏欠"，追悔憾事，感到内疚自责。

遗愿难圆悲哀又增。有的老人的配偶由于心愿未了，临终时往往留有嘱托。出于多种原因这些嘱托有的无法实现，给活着的老人造成心理压力，另一方面使他们因力不从心而更加激化悲哀情绪。

如何消除丧偶老人的悲伤情绪呢？

◉---- 首先应尊重科学，接受现实。

◉---- 以积极的生存态度对待丧偶，以夫妻之情激发积极的生存意念也有良效。如回忆其对自我的关心、体贴，以动员自己坚强的生活信心，唤起对生命的热情。

◉---- 向前看，莫悲伤。人非圣贤，孰能无错？夫妻相处几十年，无论是谁总有过失和失误之处，追悔已毫无意义；重要的是尽力实现配偶的嘱咐或遗愿，如作家配偶续其著，画家配偶续其画或担负起对方在世时照料、教育孩子的责任，皆是好的怀念。

◉---- 死别之痛是人生最大的悲哀之一，关键是善于把握情绪，悲哀发泄之后要尽快寻找新的生活乐趣，以缓和、淡化直至摆脱丧偶之悲，看到前面的生活依旧无限美好，引导自己走出情绪的低谷，以积极的心态投入晚年生活。

⌜20⌝ 空巢老人要给自己找乐

目前，我国人口老龄化形势非常严峻，有些空巢老人"出门一把锁，回家一盏灯"，孤独感很强，心理问题显得很突出。

造成老年群体出现心理问题主要有三方面的原因：

一 是"低"与"高"的矛盾，即社会群体对于老年心理健康问题的关注程度"低"，老年群体对于社会心理服务的需求"高"。

二 是"强"与"弱"的矛盾，即老年群体对于社会心理帮助预期的要求"强"，当前涉及机构的综合协调能力和实施能力"弱"。

三 是"实"与"虚"的矛盾，即老年群体对于社会服务需求"实"，社会对于老年群体的有效帮助"虚"。正因为如此，老年群体在不断地被"边缘化"。

许多老年人还抱有消极的养老观念。他们把自己归纳为：革命时期的"敢死队"，建设时期的"突击队"，老年时期的"失落族"，情绪低落，跟不上时代的步伐。

要摆脱这种不健康的生活状态，老年人必须做到：

1 一个中心——即以自助、自立为中心。

2 两个基本点——即生活得宽容一点，潇洒一点。

3 三乐——即自得其乐，自娱自乐，助人为乐。

4 四老——即有老伴、老窝、老底（经济储备）、老友。

同时，整个社会也应关注老年群体的心理健康，让老人们生活得更加幸福、安康。

21 老年人怎样对待高龄父母

老年人在自己的高龄父母眼中仍然是一个孩子，应尽量满足高龄父母生活上和精神上的需要。尤其是在自己的小辈面前，更要注意让后辈子孙受到尊敬长辈的思想熏陶，并积极指导第三代来照拂老年人就显得更为重要。老年人是自己子女和高龄父母之间的中介，在三代人关系中，他们可以发挥一定的调适作用。

㉒ 老年人怎样当好家、理好财

　　老年人要当好家、理好财，首先要以身作则，为子女作出榜样，正确处理好家庭内部的各种人际关系和家庭中的经济关系。同时要注意发扬民主，尊重别人，量入而出，使家庭每个成员的不同需要都能得到适当的满足。如遇到棘手的事情，则要通过家庭会议商量解决。理财的目的归根到底是为了更好地用财，除了科学、合理地安排好一家人的生活开支外，从老年人的特殊需要出发，适当提高一些物质生活、精神生活的消费水平，使余钱为欢度晚年服务。对于那些积蓄甚多，用之不尽的老年人，对自己个人财产应有一个通盘的、长远的考虑，或传子孙、馈赠亲友，或资助公益、捐献社会，或创立基金、奖励先进。

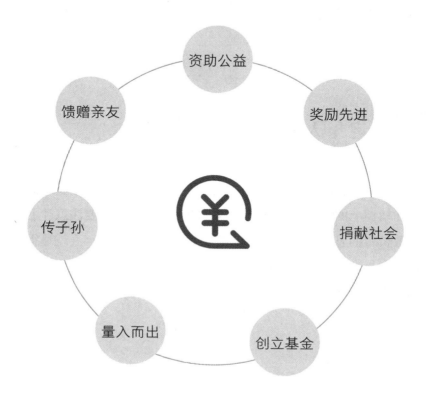

23 老年人为什么会产生孤独感

①
家庭因素

老年人对自己在家庭中地位的急剧降低，表现出特有的敏感性，会产生一种"家庭也不需要我了"的自悲心理。遇上子女不孝顺，则更易增加老年人的孤独和悲伤感。

②
社会因素

因工作、居住地不同等原因而无法挽留子女在身边的老年人，尤其是丧偶老年人，缺少关心和温暖，经常处于孤独状态。

③
心理因素

老年人感觉自己跟不上时代的步伐，便会产生一种被摒弃、被隔绝在沸腾生活之外的冷落感。再则，随着增龄，周围熟悉的亲朋好友相继去世，这种感觉会越来越甚。

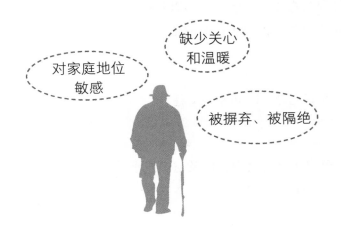

缺少关心
和温暖

对家庭地位
敏感

被摒弃、被隔绝

⸢24⸥ 老年人再婚的重要意义

　　随着我国老年人口的不断增长，独身老人逐年增多，这不仅给社会、家庭带来诸多问题，而且也将严重影响老人的身心健康。老年丧偶或离异，子女结婚后另立门户，使得独身老人倍觉孤独、冷落，一旦身体欠佳，无人照看，更为凄凉、忧伤。即使子女与老人住在一起，但子女都有他们的工作，不可能时时处处照顾得周全。只有老伴，才能随时相伴在一起，俗话说，"少年夫妻老来伴"是很有道理的。据调查，约有三分之一的孤身老年人有再婚的愿望。合法的老年再婚有其积极作用，既有利于老年人安度晚年，又能减少一部分社会和家庭负担。所以，老年人再婚能更好地实现"老有所养"的方针，使老年人精神愉快、身心健康、延年益寿。

⸢25⸥ 老年人成功择偶的要点

　　老年人择偶与青年人不同，大多以互相照顾，能安度晚年为目标，性行为已置于次要地位。择偶成功关键是：

1 ▷ 要有充分的时间相互交往。

2 ▷ 解决子女对贞操，以及财产继承等问题的看法。

3 进入老年期后的适应情况。要处理好已故配偶及亲属的关系，平等对待并及时适应新环境。

4 迁出前配偶居住的住宅，常常是成功的主要条件。

5 经济情况和生活上要全盘计划。

(26) 老年人再婚要克服哪些障碍

我国丧偶老人有再婚需求的不少，但实际再婚的不多，主要是老年人的再婚存在着多种社会心理方面的障碍，受着消极的传统道德规范、家庭和社会环境、自我观念以及身体条件等诸多因素的影响和制约。

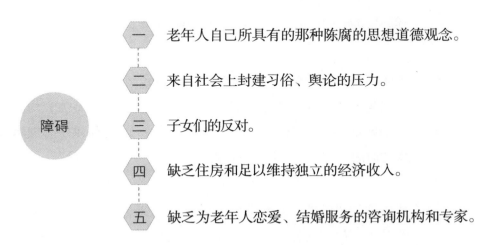

障碍

一 老年人自己所具有的那种陈腐的思想道德观念。

二 来自社会上封建习俗、舆论的压力。

三 子女们的反对。

四 缺乏住房和足以维持独立的经济收入。

五 缺乏为老年人恋爱、结婚服务的咨询机构和专家。

所以老年人如欲再婚，必须克服种种制约，创造必备的主客观条件才行，尤其是社会舆论要为老年人再婚开"绿灯"，以助丧偶老人安度幸福的晚年。

(27) 老年再婚夫妇怎样和谐相处

老年丧偶后再婚或离婚后再婚，首先应做到以诚相待，八个"互"字，即互敬、互爱、互信、互勉、互助、互让、互谅、互慰。同时，也应注意：

1 双方要尽可能排除自己记忆中的"他"或"她"。要避免当着现配偶的面或当着外人夸原配偶如何好等，以免刺伤对方的自尊心。偶尔遇到这种情况，应有一定的承受力，互相理解，不应由此产生矛盾或记恨。

2 要不断地、有意识地发现对方的优点及长处。

3 家庭内部的经济情况应公开，不应隐瞒对方。

4 老年再婚夫妻的双方一般都有各自的子女，因此处理好继母、继父与子女的关系也很重要。作为老年夫妻的任何一方，均应真心诚意、一视同仁地对待对方的子女，力求缩短填平心理隔阂的时间，创造一个和睦的家庭。

5 从生理学角度看，有相当一部分老人，无论男女，仍然有性的要求，他们的性行为，属于正常的生理、心理活动，也是人的本能，再婚后，这种性要求可以通过拥抱、抚摸以及适当地性交得到满足，还可避免生殖器官的退行性萎缩，有助于延缓大脑老化。

努力做到以上几点，再婚的老年夫妻同样能和睦相处、共度愉快的晚年、共享老年之福。

28 老年人更需要精神上的性爱欲

老年人性活动的含义不仅限于狭义的性生活，而性兴趣的内容则更为广泛。性欲可分为接触欲和排泄欲。前者是男女间皮肤接触的欲望，如拥抱、爱抚等；后者是男性精液充满后通过排泄而获得快感的欲望。老年人虽然性腺会受生理变化而萎缩，但皮肤接触欲则始终不衰，甚至可作为性活动的补充，从而有增强的趋势。老年人精神上的性兴趣，可能比年轻时更为广泛，比如，配偶间的聊天，共同回忆青年时的生活，互相倾诉衷肠等，这一切，都可能使老年人在精神上得到爱欲的满足，这种经久不衰的爱欲，正是老年人长寿的原因。

29 老年人不要压抑性生活

要知道，老年夫妇不纵欲、不禁欲，保持适度的性生活，这样，既有益于健康，又符合长寿之道。西医学认为，和谐的性生活可使β－内啡肽分泌增加，神经免疫功能增强，自然杀伤细胞和巨噬细胞活力提高，减少疾病的发生，尤其是身心疾病。调查资料表明：保持适度性生活的老年夫妇，衰老和死亡率比禁欲的老年夫妇群低30％以上。人到老年，身体各部分的器官发生衰老退化，性生活的频率也必须相应降低，不可过度，古代名医云：欲不可纵，纵则精竭。精不可竭，竭则其散。性科学家调查研究认为，60~70岁的老人，每月2~3次性生活，70~80岁的老人，每月1~2次性生活是适宜的。但是，性生活的个体差异很大，受年龄、体质、心理、情绪等因素的影响，故不能机械地拘泥于此，应该以性生活后，双方心情愉快，没有不舒适感，精神状态饱满为宜。此外，老年夫妇的性生活不单纯限于性交的单一方式，通过接吻、拥抱、抚摸、观看对方容姿、倾吐心声等形式，都可以不同程度地使性欲得到满足。为了健康，为了长寿，老年夫妇请不要刻意压抑自己正常的性要求。

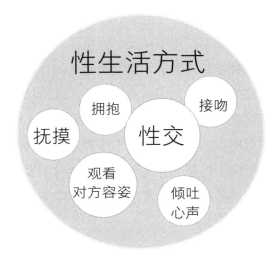

30 老年人防性衰老十诀

1 性格要开朗，不为身边区区琐事而烦恼，胸怀开阔是不老的心泉，精神抑郁会导致阳痿。

2 要注意外表的年轻化。人追求年轻的情绪，会使机体也随之年轻；在精神上做衰老的俘虏，则很快就会跌入衰老的境地。

3 生活要幽默。幽默和诙谐是保持青春不老的最好秘诀。

4 要相信自己性功能是正常的，强健的，富有生命力的，在精神上立于不败之地，这对老年人尤为重要。

5 在专一不二爱自己妻子的前提下，要持有慕爱女性的心气，这样就能刺激性腺激素的分泌，保持不懈的性功能。

6 要经常运动，特别是慢跑和步行。着重锻炼下半身，性功能兴衰的"要点"在腰、足。

7 饮食方面要注意营养。可适当多进食海味类食品，因海味含锌较多，而锌被称为夫妻性生活的"和谐素"。

8 要戒烟、酒、赌，要有充足的睡眠。

9 适量服用维生素E胶囊，可延缓身体与性的衰老。

10 不论退休与否都应有事业心，要有进取的信念和追求。如果仅满足于抱孙子自娱，必然会加速性的衰老。

(31) 老年人为何会出现性欲减退

1 心情是否愉快

人在情绪不佳,尤其是在悲伤、恐怖、忧愁、愤怒时,性欲会受到抑制,甚至完全消失。

2 夫妻感情是否和谐

倘若彼此感情不和,貌合神离,甚至相互产生猜疑或厌烦心理,则必然导致性欲冷淡。

3 环境因素是否良好

除季节因素外,居住条件太差,如杂乱无章,通风不良,尤其是几代人同居一室,不仅影响情绪,而且增加心理压力,会导致性欲减退。

4 生活习惯是否有规律

凡饮食、睡眠不规律,不注意劳逸结合,过度疲劳者,性欲也易减退。从营养角度看,长期摄取蛋白质不足或锌元素缺乏,都会影响性欲。营养过剩造成过度肥胖,也会使性欲日趋减退。

〔32〕 老年妇女是否还能有性生活

老年妇女生殖器官的退行性改变，并不意味着老人应该减少甚至停止性生活。老年妇女性功能减退，主要是精神因素或对性生活缺乏要求所造成的。据统计，72％的老人对性生活的要求和乐趣明显下降，但性生活随年龄增长并无明显减少。所以，老年妇女应从思想上克服认老心理，随着年龄的增加，尽管性欲有所减退，但只要身体健康，就应进行有规律的性生活，使老夫老妻生活得更美满、更有利于健康长寿。

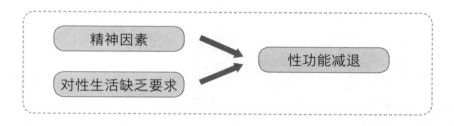

〔33〕 更年期妇女性生活应该注意什么

妇女在更年期，因为体内雌激素水平下降，又有各种不同程度的神经和精神症状，情绪不稳定，在心理上可能对丈夫有反感。而生物的、心理的与病理的原因，都可能引起更年期妇女性欲暂时下降或消失。老年妇女应当科学地认识到自身的变化，进行适当的自我调节，情况严重者，应以积极的态度配合治疗。由于卵巢功能的减退，阴道的分泌物随之减少，阴道比较干涩，过性生活时，易发生性交困难，而且容易出现阴道上皮损伤，引起炎症。所以，使用一些润滑剂、适当延长性交的前奏时间，可以有效地改善阴道润滑情况，减少性交不适感，从而使妇女能从性生活中获得满足。

〔34〕 老年高血压患者怎样过性生活

高血压老年人对性生活应有所节制，不要在有症状（如头痛、头晕、眼花）时行房事，特别是舒张压接近或超过120毫米汞柱时，更要格外小心。在饮酒、饱食、过度紧张、焦虑、情绪激动或运动、过于疲劳、寒冷等情况下，都应暂时避免性生活。因性高潮所带来的冲动，对神经系统和心肺都是很大的负担。血压的骤升，很有可能会导致脑血管破裂，发生脑卒中等意外情况。

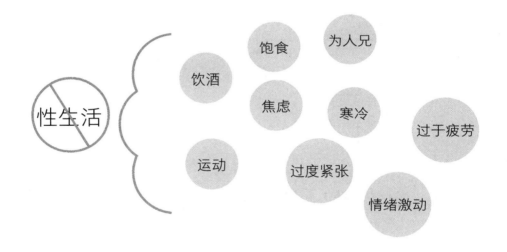

〔35〕 老年关节炎患者怎样过性生活

各种原因的慢性关节炎，进入老年后都会有不同程度的加重，其中每一种关节炎都可能对性功能带来不良影响。欲想过性生活的老年人，应制订出每日症状最轻的时间过性生活的计划。由于大部分关节炎患者热敷可减轻病痛，所以在性活动前洗热水澡、淋浴或直接热敷，均可减少性活动的困难。当性交姿势轻、中度受限时，患者可以通过性活动时体位的改变，来减少关节过度负重所引起的不适，从而减少关节大幅度的运动。

36 老年心血管病患者怎样过性生活

医生认为心脏病不是性活动的禁区，即使是严重的心脏病，通常也不必停止性生活。老年心脏病患者在康复后开始恢复性生活时，最好在医生的指导下进行，并应注意性交时间的掌握与控制，每次时间不宜太长，也不要活动太激烈，房事也不易过频。其中很重要的一点，就是要重视体位的选择。有些学者推荐半坐位或坐位，可以减少左心室扩张，也能减少或预防心绞痛；患者在下位，或侧位，都不会增加心脏病患者的心脏压力。心脏病人过性生活时，应在床边准备好硝酸甘油等急救药品，以防万一。如发生下列情况，应暂时禁欲：

1　房事后心悸、心律显著加快、气喘急促，甚至有心力衰竭表现。

2　房事时若发生胸痛，应立即终止性活动，不要勉为其难坚持完成性活动。

3　房事后失眠或第二天极度疲劳。

4　伴有发热或其他传染病。

参考文献

［1］方阳春. 古今延年益寿秘诀365. 杭州：浙江古籍出版社，1996.

［2］白皋，薛宝. 老年幸福万宝全书. 上海：上海科学技术出版社，1998.

［3］莲云，文顺等. 中老年生活指南. 哈尔滨：黑龙江人民出版社，2001.

［4］洪昭光. 健康快乐100年——洪昭光养生秘诀. 南京：江苏人民出版社，2003.

［5］赵朕，赵叶等. 名人寿星长寿之道. 北京：经济日报出版社，2003.

［6］符启文，赵南成. 长寿解读.《老人报》养生保健精粹（修订本）. 广州：花城出版社，2004.